DES RÉSULTATS ELOIGNÉS

DES

RÉSECTIONS

DES

GRANDES ARTICULATIONS

PAR

LE DR L. BARABAN

Chef des travaux d'anatomie pathologique
Professeur agrégé à la Faculté de médecine de Nancy

PARIS

LIBRAIRIE DE G. MASSON

120, BOULEVARD SAINT-GERMAIN

1883

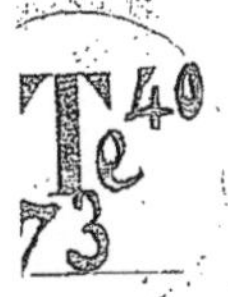

DES RÉSULTATS ÉLOIGNÉS

DES

RÉSECTIONS DES GRANDES ARTICULATIONS

DES RÉSULTATS ELOIGNÉS

DES

RÉSECTIONS

DES

GRANDES ARTICULATIONS

PAR

LE DR L. BARABAN

Chef des travaux d'anatomie pathologique
Professeur agrégé à la Faculté de médecine de Nancy

PARIS

LIBRAIRIE DE G. MASSON

120, BOULEVARD SAINT-GERMAIN

1883

DES RÉSULTATS ÉLOIGNÉS

DES

RÉSECTIONS DES GRANDES ARTICULATIONS

INTRODUCTION

Les résections des grandes articulations, pratiquées presque toutes, sauf celle de la hanche, dès la deuxième partie du siècle dernier, ont eu dès leur origine cette singulière fortune, d'une part, de donner à leurs auteurs des succès remarquables, et, d'autre part, de rencontrer chez les contemporains, soit le dédain, soit la contradiction.

C'est ainsi que Park, de Liverpool, le promoteur des résections articulaires en Angleterre, faisant allusion en 1805 à son mémoire de 1782, pouvait avec raison écrire ces lignes : « Je n'ai pas encore appris qu'il ait donné les moyens de sauver un seul membre dans toute l'étendue des possessions anglaises, et cependant, depuis sa publication, le pays a traversé une guerre longue et sanglante. »

C'est ainsi que Moreau, de Bar-sur-Ornain, après avoir inutilement adressé à l'Académie de chirurgie un premier mémoire sur les résections articulaires en 1782, un second en 1786 avec faits à l'appui, n'obtint les honneurs de la discussion qu'en 1789, à propos d'une troisième communication contenant l'ensemble de ses vues; « mais il rencontra, dit son fils, les plus vives contradictions, quoique appuyé sur beaucoup de faits qu'on trouva beaucoup plus commode de nier que de discuter, et au lieu de s'assurer de la réalité, on répondit de manière à écarter tous renseignements sur un objet qui méritait une si grande attention. »

Ainsi donc, malgré les efforts de Park, en Angleterre, malgré les publications de Moreau père qui créa en France la méthode des résections articulaires et « qui, dit Velpeau, en démontra le premier les avantages aux yeux de l'Europe chirurgicale; » malgré la thèse de Moreau fils soutenue en 1803 avec un certain retentissement, ces opérations ne parvinrent pas à s'implanter dans la pratique des chirurgiens anglais ou français; la thèse de Roux, il est vrai (1812), fixa encore pendant quelque temps l'attention sur elles; Percy, Larrey et les chirurgiens militaires de l'époque indiquèrent le parti que l'on peut en tirer en chirurgie d'armée, ils en pratiquèrent même quelques-unes sur les champs de bataille; mais en fait, les résections articulaires sont restées des manœuvres exceptionnelles pendant presque toute la première moitié de ce siècle, dans les deux pays qui en avaient été le berceau.

Il faut en effet faire une exception pour l'Allemagne. Dès 1830, les expériences entreprises à l'école de Wurzbourg par les Textor, et surtout par Heine, sur le modèle de celles que Vermandois (1781) et Chaussier (1795) avaient depuis longtemps publiées dans notre pays, vinrent démontrer aux physiologistes et aux chirurgiens allemands la reconstitution possible d'une articulation coxo-fémorale utile, chez les animaux, après l'ablation d'une portion même considérable de l'extrémité supérieure du fémur.

Une ère nouvelle s'ouvrit alors pour les résections articulaires chez l'homme : Heyfelder, Ried, Langenbeck, A. Meyer, Stromeyer, Esmarch, Neudorfer, etc., continuant l'impulsion donnée par l'école de Wurzbourg, les vulgarisèrent par leurs écrits et par leur pratique, et depuis cette époque elles jouissent chez nos voisins d'outre-Rhin d'une faveur considérable, que la découverte des nouveaux modes de pansement accroît encore tous les jours, si c'est possible. Cela est vrai, du moins, pour les résections pathologiques, car les résections traumatiques et spécialement celles que l'on pratique en chirurgie d'armée, préconisées d'abord à l'égal des autres et appliquées sur une large échelle pendant les guerres que l'Allemagne a faites de 1848 à 1870, semblent aujourd'hui perdre de leur considération première; la réaction, commencée en 1866 par Hannover à propos des réséqués de la guerre du Danemark, n'a fait que s'accroître depuis que Gurlt a publié les résultats définitifs de ces opérations : nous aurons à l'apprécier.

Comme l'Allemagne, l'Amérique s'est engouée et des résections pathologiques, et des résections traumatiques; celles-ci ont été fréquemment pratiquées pendant la guerre de Sécession; leurs tristes conséquences au point de vue fonctionnel, mises en évidence par Otis dans son grand relevé statistique des faits chirurgicaux de cette campagne, seraient bien faites pour entraîner des doutes sur leur valeur relativement à la conservation de membres utiles, mais il y a beaucoup de critiques à faire touchant les méthodes ou les procédés opératoires employés; il y a bien des lacunes à regretter dans les soins consécutifs.

Si maintenant nous jetons un coup d'œil rapide sur l'histoire des résections depuis la seconde moitié de ce siècle dans les deux pays où elles ont pris naissance, c'est-à-dire en France et en Angleterre, nous les voyons subir des destinées diverses. En Angleterre, grâce aux efforts de chirurgiens distingués, parmi lesquels il faut surtout citer Fergusson, grâce aussi probablement à la découverte de l'anesthésie qui vint rendre ces opérations moins pénibles aussi bien pour l'opérateur que pour l'opéré, elles prennent définitivement dès 1852 une place importante dans la thérapeutique des affections articulaires, et sont depuis lors pratiquées, sans contredit, aussi fréquemment qu'en Allemagne et en Amérique.

En France, au contraire, nous n'avons pas été aussi enthousiastes. Bonnet, par ses belles recherches sur les maladies des articulations, avait dès 1845 gagné bon nombre de chirurgiens à ses idées de conservation; son influence se fait encore sentir aujourd'hui, et nous adressons volontiers aux praticiens étrangers le reproche de faire courir les risques d'une opération grave à des malades qui peuvent parfaitement guérir sans elle. Cependant nous adoptons en principe l'utilité des résections articulaires tant pathologiques que traumatiques; nous savons par les écrits de Malgaigne, par les remarquables travaux de M. Ollier, l'infatigable promoteur des résections sous-capsulo-périostées en France, par les mémoires que MM. Lefort, Verneuil, Broca, Trélat, E. Bœckel, etc., ont publiés à différentes époques, que ces opérations peuvent dans certaines conditions donner d'excellents résultats; seulement nous cherchons à bien préciser ces conditions, nous cherchons à bien peser les indications de toute nature qui résultent à la fois de la lésion articulaire et du sujet qui la porte, et si notre chirurgie paraît de ce fait marcher avec moins de rapidité que d'autres dans la voie du progrès, du moins elle n'a pas à revenir sur ses pas ni à regretter un engouement prématuré.

Or, pour juger la valeur thérapeutique des résections articulaires, pour savoir si elles doivent être préférées d'une manière générale soit à la conservation pure et simple, soit à l'amputation, il est nécessaire de prendre en considération bien des choses : en tout premier lieu la mortalité. Cette question est bien difficile à résoudre, comparativement, car elle est subordonnée à la nature traumatique, inflammatoire ou diathésique de la lésion articulaire, à l'âge du malade ou du blessé, au milieu dans lequel il se trouve au moment de l'opération, aux soins qu'il sera possible de lui donner ensuite, voire même à sa position sociale; de plus, « il est parfaitement établi aujourd'hui que les blessures et les opérations ne présentent pas un égal degré de gravité relative dans toutes les régions. » M. E. Spillmann, à qui nous empruntons ces lignes, appréciant en même temps la valeur des documents sur lesquels on peut s'appuyer pour trancher cette question de mortalité, dit ceci (1) : « En chirurgie d'armée, les statistiques s'imposent à l'esprit parce qu'elles portent sur des faits ayant entre eux une grande analogie, puis-

---

(1) E. Spillmann, art. *Résection*, *Dict. des sc. méd.*, 3ᵉ série, t. III, p. 484.

que dans tous les cas la cause est identique. Les différences de constitution et de tempérament perdent jusqu'à un certain point de leur importance, en raison du grand nombre des faits observés; les registres des décès et des pensions sont là pour prévenir les erreurs provenant de l'oubli ou de toute autre cause. Aussi l'on peut arriver, si l'on a le soin de faire porter la comparaison sur des armées opérant dans des milieux climatériques et des conditions hygiéniques identiques, à poser des moyennes logiques généralement confirmées par les faits ultérieurs. Cela est tellement vrai que les observations produites même par les adversaires systématiques de ces statistiques viennent le confirmer.

« Dans les cas pathologiques il n'en est plus ainsi. Les statistiques n'ont plus la même garantie d'authenticité; tout le monde connaît la tendance de l'esprit humain à masquer les revers ; nous pourrions citer plus d'une observation heureuse publiée dans les journaux, tandis que les faits malheureux restaient dans l'ombre. De plus, les conditions dans lesquelles se fait l'opération varient pour ainsi dire avec chaque malade et avec chaque chirurgien. Certains chirurgiens opèrent les malades tout au début, alors que la conservation aurait de nombreuses chances de succès; d'autres, au contraire, n'opèrent qu'à l'extrême limite de la maladie, quand la mort semble devoir être un résultat fatal de la non-intervention. De cette divergence de vues naît une variabilité extrême dans les statistiques. »

M. Spillmann discute ensuite cette question de mortalité à propos des résections traumatiques, et il conclut : « 1° Partout, excepté à l'épaule, la résection est au moins aussi grave que l'amputation ;

« 2° Ni l'une ni l'autre de ces opérations (amputation et résection) n'est indispensable dans les blessures des articulations autres que celles de l'épaule et peut-être celles du genou. En effet, la conservation bien faite donne des résultats supérieurs ou au moins égaux au point de vue de la mortalité ; de plus elle donne généralement des résultats supérieurs au point de vue du rétablissement des fonctions, ce que nous démontrerons ultérieurement. »

M. Spillmann professe du reste une opinion à peu près analogue pour les résections pathologiques : « Nous nous croyons en droit, dit-il, de considérer la résection comme une opération causant au moins autant de risques de mortalité que l'amputation. Nous ferons cependant une exception en ce qui concerne la hanche et l'épaule ; pour la hanche, les chiffres établis par M. Lefort dans son beau travail, bien qu'assombris par le travail ultérieur de M. Good, ne sauraient laisser place au doute. Les faits sont moins concluants en ce qui concerne l'épaule, car ici les statistiques sont moins précises, mais il est probable que l'on retrouverait les différences que nous avons signalées à propos du traumatisme. »

Si nous apprécions ce jugement, aujourd'hui que l'adoption universelle de la méthode antiseptique a singulièrement restreint la mortalité en chirurgie, nous devons formuler des réserves importantes. Sans doute le pansement de Lister a diminué d'une façon incontestable les dangers de la résection, mais il a diminué également ceux de l'amputation et de la conservation, et les propositions de M. E. Spillmann restent vraies d'une façon générale, surtout si on se borne à les appliquer à la chirurgie d'armée ; si on les étend aux cas pathologiques, elles deviennent peut-être un peu sévères et ne peuvent plus être généralisées, témoin les résections entreprises contre l'ankylose du coude, qui donnent habituellement une si faible mortalité (1,47 pour 100, d'après Saltzmann).

Mais laissons là cette considération de la mortalité ; elle ne doit pas nous occuper plus longtemps, puisque nous avons à étudier, non pas les résultats immédiats, mais bien les résultats éloignés des résections des grandes articulations. C'est ici que, toute question de gravité opératoire mise à part, nous devons trouver les autres éléments capables de faire apprécier comme il convient la valeur des excisions articulaires, mais pour cela il nous semble nécessaire de dire auparavant quelques mots du but que le chirurgien se propose en les pratiquant : cela nous permettra de donner en même temps le plan que nous adoptons.

DIVISION DU SUJET

Quand une grande articulation est le siège d'une plaie
pénétrante, on peut être amené, par la considération des
désordres locaux et par la crainte d'une arthrite ultérieure
fort grave, à supprimer l'articulation elle-même pour éviter
les dangers de sa suppuration ; on fait alors une résection
préventive.

Si l'on est en présence d'une arthrite suppurée, quelle
qu'en soit la cause, l'intensité de l'inflammation, les difficultés
de l'écoulement du pus peuvent conduire à la résection dite
antiphlogistique.

D'autre part, lorsqu'une jointure est atteinte d'ostéo arthrite
chronique, si le chirurgien enlève les os malades, il exécute
une résection *suppressive*.

Enfin, M. Verneuil, à qui nous empruntons cette classifi-
cation (1), range sous le nom de résections *anaplastiques*
(orthomorphiques de M. Ollier) celles qui ont pour but de
remédier à une difformité articulaire : ankyloses en mauvaise
position ou non, luxations anciennes irréductibles, déviations
des membres sans lésions articulaires.

Mais, quelles qu'en soient les circonstances déterminantes,
le but final, idéal si l'on veut, de la résection, est de conserver
ou de rendre aux malades l'usage complet de leurs membres.
Sous ce rapport, elle est évidemment bien supérieure en
principe à l'amputation, celle-ci ne laissant jamais espérer à
sa suite qu'un appareil prothétique toujours insuffisant ;
seulement, l'application est-elle constamment à la hauteur
du principe ? Voilà ce que nous rechercherons dans un premier chapitre en étudiant d'une façon générale les résultats
éloignés locaux des résections articulaires.

Nous nous trouverons ensuite en face d'une question très
épineuse, de celle qui fait le fond des dissidences actuelles

(1) Thèse de Bide. Paris, 1879. Étude sur les résections anaplastiques
articulaires.

entre les chirurgiens étrangers et ceux de notre pays touchant la troisième classe de résections, celles que M. Verneuil a qualifiées de suppressives et qui sont le plus souvent dirigées contre les tumeurs blanches. En France, ces lésions articulaires ne sont pas considérées comme étant généralement des manifestations de la tuberculose, tandis qu'à l'étranger et particulièrement en Allemagne, non seulement on les regarde comme habituellement tuberculeuses, mais on admet qu'elles sont capables de déterminer secondairement l'infection générale de l'organisme ; on admet aussi que leur suppression faite à temps préserve l'économie de cette infection. De là, on le comprend, deux pratiques bien différentes : en France, la temporisation poussée jusqu'aux dernières limites ; à l'étranger, l'intervention hâtive et par conséquent fréquente. Il nous faudra donc examiner, dans un second chapitre, quelle est l'influence des résections dites pathologiques sur l'évolution de la tuberculose ; en d'autres termes, après avoir montré ce que devient la résection, nous rechercherons ce que devient le réséqué toutes les fois bien entendu qu'il résiste à l'opération.

Il ne nous restera plus alors qu'à voir, dans chaque articulation en particulier, si les résultats éloignés de la résection y sont toujours conformes à l'idéal fonctionnel et orthomorphique, et sinon, dans quelle mesure ils peuvent s'en rapprocher. Nous aurons, sous ce rapport, à tenir compte de la longueur d'os enlevé, de l'âge des opérés, de la méthode opératoire, de l'état des parties molles péri-articulaires avant l'opération, toutes questions qui n'ont pas une égale importance au membre supérieur ou au membre inférieur, dans une jointure ou dans une autre, après une lésion articulaire traumatique ou après une lésion vitale. Ce ne sera pas la partie la moins longue de notre travail : nous serons obligé d'y multiplier les divisions, et nous ne pourrons peut-être pas toujours éviter les redites, mais nous nous efforcerons de mettre toujours, en regard des résultats, les conditions dans lesquelles ils auront été obtenus et les circonstances capables de les modifier.

CHAPITRE I

RÉSULTATS ÉLOIGNÉS DES RÉSECTIONS DES GRANDES ARTICULATIONS SUR L'ÉTAT LOCAL

Outre la récidive qui survient dans certains cas pathologiques seulement, l'ankylose et la pseudarthrose sont les terminaisons possibles des résections articulaires. Nous allons les étudier successivement toutes les trois dans ce chapitre que nous terminerons en recherchant l'influence de l'opération sur le membre qui en est le siège.

§ 1. — *Ankylose.*

A. *Mode de production.* — Il n'est pas nécessaire d'insister beaucoup sur le mode de formation de l'ankylose à la suite des résections totales : l'opération met en présence deux os avivés, et s'ils sont assez rapprochés, si en même temps on parvient à immobiliser suffisamment le foyer traumatique pour permettre à la cicatrisation de se faire, celle-ci a lieu comme dans les fractures compliquées, à peu de chose près du moins.

L'analogie en effet n'est pas complète entre une fracture compliquée et une résection : il y a bien dans les deux cas pénétration de l'air extérieur dans la plaie, mais la présence de la capsule synoviale, quand elle existe, apporte quelques modifications au processus réparateur. Dans une fracture, les extrémités des fragments sont entourées sur leur circonférence par le périoste, qui concourt pour une grande partie à la consolidation. Dans une résection au contraire, surtout dans une résection sous-capsulo-périostée, le foyer traumatique est tapissé dans une certaine étendue par une membrane, la synoviale, qui n'a aucune tendance à prendre part à la forma-

tion du cal ; ce dernier doit alors se constituer exclusivement
par les surfaces osseuses. D'où le précepte, quand on veut
dans ce cas obtenir l'ankylose par fusion, de rapprocher
exactement les os et de les immobiliser pour utiliser tout leur
pouvoir réparateur qui est faible.

On peut alors recourir à la suture osseuse, ce que beaucoup
d'auteurs font pour le genou, par exemple ; on peut supprimer
la synoviale ; « on peut encore utiliser les propriétés ossifiantes
du périoste en conservant sur chaque extrémité un lambeau
ou une manchette de cette membrane. On les conservera si
c'est possible sur chaque os. On mettra les surfaces osseuses
en rapport, comme dans le procédé ordinaire, puis on étalera
les manchettes périostiques l'une contre l'autre, de manière à
les faire correspondre par leur face profonde, c'est-à-dire par
la face où se trouvent les éléments de la couche ostéogène
qui est la source de l'ossification. On les abandonne ainsi à
elle-mêmes et on a une ressource de plus pour une réunion
osseuse.

Jordan, de Manchester, avait proposé en 1856 *(Gaz. des
hôpitaux)*, pour la cure des pseudarthroses, d'invaginer ces
deux manchettes l'une dans l'autre, mais il nous paraît important surtout de mettre les surfaces de section en parfait
contact, sans trop se préoccuper de la position que prendront
les manchettes. L'important est qu'il y ait un périoste autour
de l'os (1). »

Le seul cas dans lequel une résection soit tout à fait comparable à une fracture compliquée, c'est quand on la fait
pour guérir une ankylose déjà existante ; il n'y a plus ici de
synoviale, mais un périoste partout continu dont les propriétés spéciales sont parfois encore excitées par une inflammation antérieure ; alors l'ankylose est à peu près fatalement
le résultat de la résection, même quand on n'affronte pas
exactement les surfaces, même quand on n'immobilise pas
exactement ; il se fait des stalactites osseuses qui se dirigent
dans tous les sens, s'engrènent les unes dans les autres, et
s'opposent parfois à la mobilisation préventive avant même
que la réunion osseuse soit complète.

(1) Ollier, art. *Ankylose* du *Dict. encycl. des sc. méd.*, p. 211.

On voit donc, en résumé, que l'ankylose, et nous ne parlons ici que de l'ankylose par fusion des os, sera tantôt difficile à obtenir, tantôt difficile à éviter. La longueur d'os enlevé, l'impossibilité de rapprocher les fragments et de les immobiliser, l'absence de périoste et la présence de la synoviale, le peu d'étendue des surfaces en contact, sont les conditions défavorables à sa production ; au contraire, le rapprochement des fragments dans une immobilité parfaite, l'abondance du périoste et surtout d'un périoste en état d'activité (jeune âge ou inflammation modérée), la disparition de la synoviale et la largeur des surfaces de section, conduisent à la consolidation osseuse. Les conclusions pratiques de ces faits sont assez évidentes pour nous permettre de ne pas insister ; nous aurons, du reste, l'occasion d'y revenir à propos de chaque articulation en particulier.

B. *Influence du pansement.* — Toutefois, relativement aux conditions qui entravent la formation de l'ankylose, il est une question que nous ne pouvons passer sous silence, aujourd'hui que la méthode antiseptique permet d'obtenir presque à volonté la réunion immédiate des plaies.

On s'est demandé si le pansement de Lister, en diminuant ou abolissant l'inflammation à la suite de la résection, n'était pas capable d'entraver les efforts que font le périoste et l'os pour constituer un cal. Hueter, au septième congrès de la Société de chirurgie allemande (1878), admit ce fait comme démontré, et Kœhler l'appuya en disant qu'il proscrivait les pansements antiseptiques du traitement des résections, toutes les fois qu'il voulait obtenir une ankylose. M. Lucas-Championnière dit aussi : « Il est si vrai que l'inflammation ne vient pas, qu'un petit nombre d'opérations qui en ont besoin sont incompatibles dans une certaine mesure avec la chirurgie antiseptique. Dans les opérations de pseudarthrose, les résections sont à peine suivies de sécrétion du cal, et, pour les mener à bien, il faut abandonner, au bout de quelques jours, le pansement antiseptique (1). » Volkmann, cité par M. Ollier, insiste également sur ce point.

(1) Lucas-Championnière, *Chirurgie antiseptique*, 2e édit., p. 120.

M. Ollier (1) s'est élevé contre cette manière de voir. Il reconnaît à ce pansement le pouvoir d'atténuer ou d'empêcher l'inflammation, mais il lui refuse celui d'entraver le processus physiologique de la réparation : « Le pansement de Lister, dit-il, n'active pas par lui-même, ni ne retarde l'organisation du tissu intermédiaire », et plus loin : « Il nous paraît donc neutre par lui-même sur l'évolution du processus. Il éloigne seulement ce qui peut troubler cette évolution, et c'est là son grand avantage. Je dirai plus, l'organisation du tissu osseux et l'ossification de la gaine périostique sont en général plutôt avancées que retardées par ce pansement, puisqu'il éloigne les complications des plaies et les altérations de la membrane granuleuse qui se développent sous l'influence des complications infectieuses. »

Pour apprécier complètement l'influence du pansement, et ne pas lui attribuer à tort une action perturbatrice sur le travail de réparation osseuse dans les cas où l'ankylose ne s'est pas faite malgré tous les soins du chirurgien, il faut tenir compte en outre de l'état du membre avant la résection et des délabrements locaux qui peuvent être le fait de l'opération elle-même.

Rappelons tout d'abord que, dans certains cas de fractures diaphysaires, on peut parfaitement voir se produire la pseudarthrose au lieu de la consolidation, et cela, lors même que la fracture n'est pas compliquée ; à plus forte raison, doit-on admettre que, lors d'une résection, la consolidation puisse ne pas se faire, même sous le pansement de Lister.

On sait, d'autre part, que les lésions articulaires sont fréquemment suivies d'une dénutrition rapide de tous les organes annexes de l'articulation malade, quelquefois même du membre correspondant tout entier ; si l'on résèque alors, en vue d'obtenir l'ankylose, les troubles trophiques ne peuvent-ils pas être suffisants pour s'opposer à l'évolution des processus physiologiques ? Ne serait-il pas injuste d'en rendre l'acide phénique responsable ?

Enfin, les délabrements produits par l'opérateur doivent

(1) Ollier, Résection et pansements antiseptiques, *Revue de méd. et de chir.*, 1880.

aussi être pris en sérieuse considération; c'est un point sur lequel M. Ollier insiste. « Si l'on a accusé, dit-il, le pansement de Lister d'empêcher le processus plastique dans les plaies de résection, c'est que, par un abus de raclage, on a enlevé tous les éléments de la reconstitution des os et des articulations. C'est une erreur, d'après moi, que de chercher la réunion immédiate dans ces cas et de vouloir guérir des plaies de résection pour des lésions chroniques, sans que le pus apparaisse dans le pansement. On peut y arriver sans doute, mais en sacrifiant des tissus auxquels un traitement rationnel eût rendu les propriétés plastiques et qui sont indispensables aux processus de réparation.»

Quoi qu'il en soit de l'influence du pansement phéniqué sur la formation de l'ankylose dans les résections totales, il est certain que son emploi favorise le rétablissement des mouvements après les résections partielles. La persistance de la mobilité après une résection partielle est loin d'être redoutée par le chirurgien; il en fait son objectif et cherche par tous les moyens à éviter l'ankylose; or, dans cette lutte contre l'ankylose, l'arthrite suppurée est le plus grand ennemi de l'opérateur : c'est elle qui détruit la synoviale, corrode et fait disparaître les cartilages, provoque entre les os dénudés la formation de brides fibreuses épaisses, quelquefois même de ponts osseux qui rendront impuissantes les tentatives de mobilisation entreprises après la disparition des phénomènes inflammatoires. Le pansement phéniqué modère presque toujours, supprime même quelquefois complètement cette arthrite et constitue par là un précieux auxiliaire; il ne faudrait cependant pas croire à son infaillibilité, ni compter sans réserves sur le retour des mouvements après son emploi, car celui-ci n'empêche pas toujours un certain travail adhésif de s'établir pendant la guérison de la plaie opératoire, et de se compléter dans la suite, malgré les mouvements communiqués (Ollier).

C. *Influence de l'âge des opérés.* — Toutes choses égales d'ailleurs, l'ankylose surviendra d'autant plus facilement après une résection articulaire, que le sujet opéré sera plus jeune. On sait avec quelle facilité les fractures se consolident chez les enfants; à cet âge de la vie, les os sont en pleine activité; les matériaux y abondent, non seulement pour la nutrition, mais pour l'accroissement dans tous les sens; le périoste notamment possède des propriétés ostéogéniques très intenses qu'il conservera jusqu'à l'époque du développement complet, c'est-à-dire jusqu'à vingt-cinq ans environ. Plus tard la consolidation n'est plus si rapide, ni si sûre; les pseudarthroses sont plus à craindre.

Il en est de même pour les résections, qu'elles soient nécessitées par un traumatisme ou par une lésion organique (ankylose préexistante, tumeur blanche). Chez les jeunes sujets, le périoste, déjà si disposé à produire de l'os, reçoit encore du fait de l'opération une impulsion nouvelle; il entasse stalactites sur stalactites, augmente le volume des extrémités osseuses, en multiplie les points de contact et assure, en définitive, la formation de l'ankylose. Chez l'adulte, au contraire, et à plus forte raison chez le vieillard, le périoste a perdu ses qualités primitives; sans doute, le traumatisme opératoire les réveille, mais le plus souvent dans une mesure insuffisante pour amener une exubérance d'ossification analogue à celle de l'enfant ou de l'adolescent. Si donc on veut obtenir la fusion des os après une résection articulaire chez un sujet d'un certain âge, il faudra se maintenir scrupuleusement dans les conditions que nous avons précédemment indiquées. Si, au contraire, on veut s'opposer à l'ankylose chez un jeune opéré, on devra exagérer les circonstances défavorables à la constitution d'un cal; on réséquera des portions d'os étendues, ce qui aura le double avantage d'éloigner les surfaces avivées et de les rendre moins larges; on imprimera de bonne heure des mouvements à la jointure et l'on pourra parvenir, à force de soins et de patience, à prévenir la fusion; mais ces moyens ne sont pas toujours suffisants, et à propos de la résection du coude pour ankylose, M. Ollier a préconisé l'ablation d'une zone de périoste au niveau où l'on veut établir le nouvel interligne articulaire (1).

(1) Ollier, de la Résection du coude dans les cas d'ankylose, *Revue mens. de méd. et de chir.*, p. 422, 1878.

« En enlevant cette zone de tissu ossifiable, dit-il, on se met
dans les meilleures conditions pour éviter la fusion des tubérosités osseuses nouvelles. On l'enlève sur une hauteur de
6 à 10 centimètres, selon l'âge du sujet ; on ne touche pas aux
muscles et aux tendons périphériques ; on retranche seulement le tissu, qui, par les nouvelles qualités qu'il a acqui-
ses, est exposé à s'ossifier malgré toutes les précautions qu'on
pourrait prendre. »

Jusqu'ici, nous n'avons envisagé que l'ankylose par fusion
osseuse ; à côté d'elle se place l'ankylose dite fibreuse, second
mode d'immobilisation des jointures, dans lequel le cal est
formé par des trousseaux fibreux très courts ; pour qu'elle
soit rigide, il faut qu'elle se produise entre des surfaces étendues ou irrégulières, et alors elle diffère à peine de la première.

Paschen (1) a rapporté un cas de synostose cartilagineuse
du genou, ayant entraîné, après résection, une consolidation
parfaite de cette articulation ; seulement ce fait ne me paraît
pas absolument concluant : on trouva, en effet, à l'autopsie
du membre, le fémur et le tibia réunis par une zone intermédiaire formée en avant de cartilage hyalin, au milieu de
fibro-cartilage, en arrière de tissu conjonctif. L'auteur pense
que cette zone, primitivement fibreuse, était en voie de subir
la transformation cartilagineuse. Mais il y avait une petite
colonnette osseuse centrale, et le temps écoulé depuis l'opération n'était pas bien long ; aussi, croyons-nous plutôt que ce
fait montre la possibilité, pour les os réséqués, de se réunir par
le même mécanisme que les fractures non compliquées (cal
cartilagineux subissant ensuite l'ossification).

Est-il maintenant nécessaire de nous demander quelles sont
les variétés de résections le plus souvent suivies d'ankylose ?
N'est-il pas évident que, pour les résections traumatiques
primitives totales, par exemple, ce résultat est subordonné
à la longueur d'os enlevé ? Si l'excision a retranché complètement les épiphyses, la distance entre les surfaces avivées

(1) Paschen, *Deutsche Zeitschrift f. Chirurgie*, n°s 5 et 6, 1874.

est considérable, leur étendue minime; le périoste n'est pas préparé à faire de l'os par une inflammation antérieure, et les difficultés de l'immobilisation sont notables; alors la fusion ne se fait pas, et ce qu'il faut craindre plutôt, comme nous le verrons plus loin, c'est une pseudarthrose extrêmement mobile. Si l'on n'a supprimé qu'une portion de la surface articulaire, l'ankylose peut survenir surtout par le fait de l'arthrite, et nous avons indiqué le parti qu'on peut tirer du pansement de Lister dans ces conditions : il en est de même quand on a fait une résection semi-articulaire, quoique cependant la consolidation de la jointure soit alors plus facile à combattre par les moyens appropriés.

Les résections traumatiques secondaires, pratiquées alors que l'inflammation a déjà réveillé les propriétés du périoste, se rapprochent beaucoup par cela même des résections pathologiques, surtout de celles qui sont faites dans la jeunesse. Les unes et les autres sont également prédisposées à se terminer par ankylose, grâce à l'activité périostique, et il est évident que ce résultat sera plus à craindre ou à espérer quand l'espace à combler sera peu considérable.

En résumé, on peut mettre en regard du résultat ankylose trois facteurs principaux: rapprochement des surfaces, immobilisation, activité périostique; nous allons voir maintenant ceux que l'on doit mettre en regard du résultat pseudarthrose.

§ 2. — *Pseudarthrose*.

Quel que soit le motif qui engage le chirurgien à pratiquer une résection articulaire, son but, avons-nous dit, est de conserver au malade un membre utile; or il est de toute évidence que le summum d'utilité consiste dans la reconstitution d'une articulation à la fois solide et mobile capable de remplacer la jointure opérée.

La résection a-t-elle toujours atteint cet idéal? Non certes : sans parler de l'ankylose que nous venons d'étudier, elle a donné tantôt des articulations très mobiles, mais sans solidité, tantôt des articulations très solides, mais avec une

mobilité faible, tantôt enfin de véritables néarthroses rem-
plaçant à peu de chose près les anciennes. Pourquoi ces
différences ? Doit-on regarder comme définitivement démontrée l'inconstance du résultat ? Peut-on, au contraire, en se
basant sur l'expérience acquise, espérer des résections une
plus grande somme de succès fonctionnels ? C'est ce que nous
allons examiner en étudiant successivement les pseudarthroses
serrées, les pseudarthroses flottantes, les néarthroses.

A. *Pseudarthrose serrée*. — De l'ankylose fibreuse absolue à la pseudarthrose serrée il n'y a qu'une différence de
degrés, au point de vue anatomique du moins, mais il n'en
est plus de même au point de vue fonctionnel ; la pseudarthrose serrée, en permettant une certaine mobilité, peut être
selon les cas et les régions considérée comme un résultat préférable à l'ankylose.

Nous n'avons pas à examiner le processus qui lui donne
naissance ; rappelons seulement qu'il aboutit à la formation
d'une bande de tissu cicatriciel plus ou moins épaisse, mais
courte, entre les surfaces réséquées, et rapprochons-en les
propriétés du tissu inodulaire, à savoir la rétractilité ou
l'extensibilité graduelles, selon qu'il est soumis ou non à des
tractions.

De ce que l'on constate un résultat de ce genre immédiatement après la guérison d'une plaie de résection, on n'est
pas en droit de le considérer comme définitif : des modifications ultérieures, dues précisément à ces propriétés singu-
lières du tissu inodulaire, peuvent survenir dans la suite, et
pour les apprécier il faut tenir compte de plusieurs éventua-
lités possibles. Ce tissu est-il abondant ? il devient capable de
résister au poids du membre ou au poids du corps ; il ne se
laissera pas allonger, il tendra plutôt à se raccourcir de plus
en plus et, par conséquent, à diminuer la mobilité dont il était
primitivement le siège. Est-il au contraire en petite quantité ?
on le verra céder graduellement à des tractions continues,
même faibles.

C'est ainsi que le poids du corps peut étirer les trousseaux
fibreux qui résultent d'une résection coxo-fémorale ; c'est ainsi
qu'au coude, une pseudarthrose primitivement assez serrée

Bar.　　　　　　　　　　　　　　　　　　　　2

peut, sous l'influence du poids de la main et de l'avant-bras, se transformer en articulation flottante.

En second lieu, les mouvements soit spontanés, soit communiqués, ont également une grande influence ; ils entretiennent la souplesse du tissu cicatriciel, empêchent sa rétraction et peuvent augmenter dans une certaine mesure l'amplitude primitive des mouvements. L'action musculaire possède donc sur cette variété de pseudarthrose une action tantôt salutaire, tantôt nuisible : salutaire si elle se borne à entretenir la mobilité et à soutenir la cicatrice, nuisible si elle distend les nouveaux moyens d'union ; témoin le rôle joué par les adducteurs de la cuisse dans l'ascension du fémur à la suite de la résection coxo-fémorale. L'atrophie des muscles joue naturellement un rôle inverse.

Il s'ensuit que ces transformations ultérieures pourront être prévenues ou provoquées en suivant certains préceptes. Nous avons déjà mentionné la mobilisation et l'exercice convenable de la pseudarthrose : nous n'y insisterons pas, c'est un moyen à diriger contre le resserrement. Contre l'élongation, il y a un moyen préventif et des moyens curatifs. Le moyen préventif, et nous aurons amplement l'occasion d'insister plus tard sur son importance, c'est la conservation de toutes les parties molles, de tous les tissus fibreux et ligamenteux de l'articulation malade, c'est en un mot l'observation scrupuleuse des préceptes de la méthode sous-périostée dont M. Ollier doit être considéré à juste titre comme le plus grand vulgarisateur. Que l'on accorde ou que l'on refuse au périoste la propriété de refaire de l'os, et il est certain que dans un grand nombre de circonstances il en est rendu incapable, on doit lui reconnaître les propriétés spéciales au tissu fibreux, entre autres la solidité ; on doit également se rappeler qu'il fait corps avec un grand nombre de tendons, de gaines fibreuses, d'insertions musculaires ou ligamenteuses ; on doit affirmer que, par son ablation et celle de la capsule articulaire, on supprime la plus grande partie des moyens d'union rigides d'une articulation, on modifie les insertions des muscles, et on rend ces organes inaptes à remplir ultérieurement leurs fonctions en leur permettant de se rétracter outre mesure. Son ablation était le vice des anciennes méthodes de résection ; sa conservation augmente les chances de solidité de la future pseudarthrose en établissant entre les deux os un trousseau fibreux solide. A ce titre la méthode sous-périostée est donc bien réellement un moyen préventif contre l'élongation des nouveaux moyens d'union.

Les moyens curatifs sont toutes les pratiques qui ont pour but de diminuer l'influence des forces appliquées sur le tissu inodulaire étendu entre les deux os. Tantôt on cherchera à réveiller la tonicité musculaire devenue trop souvent incapable de supporter le poids du membre ; tantôt on diminuera par des tractions intermittentes l'action continue de muscle qui sont restés sains et tiraillent continuellement la pseudarthrose. Nous ne pouvons évidemment poser ici que des préceptes généraux : donner des exemples serait empiéter sur la troisième partie de ce travail dans laquelle, à propos de chaque articulation en particulier, nous aurons maintes fois l'occasion d'en faire l'application.

Est-il possible de dire d'une façon précise quelles sont les variétés de résections le plus souvent terminées par la pseudarthrose serrée ? Nous ne le croyons pas ; on l'a observée après les résections traumatiques peu étendues, après les résections pathologiques de toute nature, chez l'enfant et chez l'adulte, avec ou sans la méthode sous-capsulo-périostée, tantôt grâce aux efforts du chirurgien, tantôt malgré lui, souvent parce qu'il n'avait pas su ou pu diriger convenablement le traitement consécutif de l'opération. Nous ne pouvons pas nous étendre sur ces différents points : l'étude en sera faite çà et là dans le cours de ce travail ; sachons seulement que la pseudarthrose serrée est le résultat qui confine le plus soit à l'ankylose, soit à la néarthrose par les circonstances qui président à sa production ; le plus souvent elle n'est, qu'on nous pardonne l'expression, qu'une ankylose ou une néarthrose ratée.

Au point de vue fonctionnel, une pseudarthrose fibreuse serrée ne satisfait que d'une façon le plus souvent incomplète aux désidérata de l'opération. Suffisante pour certaines articulations déterminées, elle ne peut être utilisée dans d'autres qu'à la condition d'y joindre un appareil prothétique ; d'autres fois enfin, elle est une terminaison fâcheuse à tous égards. Cela tient à ce qu'elle est presque toujours mobile dans tous les sens, comme celles que l'on voit survenir dans la continuité des membres à un seul os après une fracture non consolidée ; cela tient également aux changements de direction imprimés aux muscles par la disparition des saillies osseuses sur lesquelles ils se réfléchissaient. Tel de ces organes par exemple, fléchisseur à l'état physiologique, peut devenir extenseur dans certaines positions déterminées. On comprendra mieux toute l'importance de ces modifications quand nous étudierons les résultats éloignés de la résection dans chaque articulation. Mais avant de passer à notre seconde variété de pseudarthrose, nous ferons remarquer que, si la première est mobile dans tous les sens, cela tient à la forme prise par les extrémités osseuses. Celles-ci ne sont le plus souvent ni renflées ni planes, elles s'effilent au contraire et simulent assez bien deux cônes opposés par leur sommet. Il s'ensuit que le fonctionnement peut paraître suffisamment bon au début, puis, au fur et à mesure que le malade utilise son articulation nouvelle, les différentes forces musculaires dans certains cas, le poids du corps dans d'autres, peuvent amener une luxation des extrémités les unes sur les autres, et transformer petit à petit un résultat assez bon en un résultat fort mauvais.

B. *Pseudarthrose flottante.*— Désignées aussi sous le nom pittoresque et parfaitement expressif d'articulations de polichinelle, ces pseudarthroses se sont montrées tellement fréquentes à la suite de certaines résections, qu'elles ont été la cause d'une sorte de proscription pour cette opération dans ces cas. C'est surtout à la suite des résections traumatiques primitives qu'elles ont été observées, et comme ce sont les chirurgiens militaires qui pratiquent le plus souvent ces opérations, c'est aussi en chirurgie d'armée que l'on a le plus souvent constaté cette fâcheuse terminaison. Aussi certains chirurgiens militaires, mais non tous, en ont conclu au rejet, non seulement de la résection traumatique primitive, mais aussi de la résection traumatique secondaire.

Quelle est la valeur de cette conclusion? Il est nécessaire de la discuter au point de vue pratique et au point de vue scientifique.

Il est certain que les nombreuses blessures qui viennent encombrer en un instant les ambulances à la suite d'une grande bataille, ne trouvent pas toujours un personnel suffisamment nombreux pour satisfaire aux exigences opératoires; or, les résections sont des opérations longues, minutieuses, pénibles, surtout si on s'attache à bien conserver le périoste; l'opérateur, pressé par le nombre des malheureux qui réclament son intervention, ne peut pas prendre le temps nécessaire, il taille en pleins tissus sans s'inquiéter du périoste, enlève avec cela des portions d'os souvent très étendues, applique un premier pansement et expédie souvent au loin son opéré; les soins consécutifs sont, parfois aussi, insuffisants ou mal dirigés. Bref, le résultat final est déplorable, l'articulation nouvelle est extrêmement mobile dans tous les sens, son segment inférieur pend inerte au bout du segment supérieur, et ne lui est relié que par une bande de tissu fibreux recouvert de peau. Le membre est devenu non seulement inutile, mais gênant.

Voilà le côté pratique : doit-on en conclure au rejet de l'opération? Évidemment non : la conclusion ne serait pas légitime; on ne peut donc que la réserver et faire des vœux pour que les blessés trouvent un personnel chirurgical suffisant. Examinons maintenant le côté scientifique de la question et demandons-nous pourquoi ces articulations branlantes.

Quand une jointure est ouverte par un traumatisme, le danger que court le blessé résulte surtout de l'établissement de la suppuration dans une cavité souvent très étendue, toujours anfractueuse et dont le pus ne s'écoule que très difficilement.

Supprimons l'articulation, ont dit les promoteurs des résections primitives, nous supprimerons du même coup et l'arthrite et ses dangers; nous ferons du foyer traumatique une fracture compliquée ordinaire. L'idée était bonne, l'application fut défectueuse. On se mit en effet à enlever largement les épiphyses blessées en remontant parfois jusqu'au canal médullaire, on extirpa la capsule articulaire, on coupa pour faciliter l'opération les insertions des muscles, les tendons, les ligaments. On eut alors des foyers traumatiques simplifiés en apparence : l'inflammation survenait évidemment quand même, mais le danger était moindre, le pus s'écoulait plus facilement dans la plupart des cas, et la guérison se faisait sans trop d'encombre, quelquefois assez rapidement. Le résultat immédiat paraissait donc relativement supérieur à l'amputation, puisqu'on avait conservé un membre au blessé. Malheureusement l'utilité de ce membre est bien précaire. Quand on a réséqué beaucoup d'os et largement simplifié la plaie, non seulement le segment inférieur de l'articulation pend inerte au bout du segment supérieur, mais les os sont plus ou moins éloignés, mais leurs nouveaux moyens d'union cèdent bientôt dans une large mesure au poids du membre, et les muscles qui restent sont incapables de lutter contre cette traction continuelle.

Il y a donc ici deux facteurs à considérer : l'insuffisance des nouveaux moyens d'union, l'insuffisance des actions musculaires.

L'insuffisance des nouveaux moyens d'union s'explique parfaitement par l'ablation des anciens; la cicatrice qui les remplace et qui se constitue par l'accolement des parois du foyer opératoire ne peut pas y suppléer; trop peu épaisse et trop molle au début, elle ne se rétractera pas, elle s'allongera, d'autant plus que les muscles voisins sont habituellement atrophiés.

L'insuffisance des muscles trouve sa raison dans la suppression de leurs insertions au squelette quand celles-ci n'ont pu être ménagées, et dans les modifications inflammatoires résultant du traumatisme ou de l'opération. En effet, quand un muscle a été sectionné, il se rétracte et va se greffer plus haut, souvent sur le même os qui reçoit déjà son insertion supérieure : son action dès lors, fût-il sain, sera complètement nulle; quand il a été enflammé, il devient fibreux et par conséquent impuissant. Enfin, le muscle, fût-il sain primitivement, eût-il conservé ses points normaux d'insertion, peut ne pas se raccourcir d'une longueur suffisante, pour, après le rapprochement des surfaces osseuses de section, avoir encore une puissance satisfaisante : ceci est controversé.

Il est nécessaire cependant de faire deux catégories d'articulations branlantes. Dans les unes, dites passives, les muscles qui devraient mouvoir le segment inférieur n'ont gardé avec lui aucune connexion, ou bien sont devenus incapables de mobiliser les os les uns sur les autres et de les rapprocher. Dans les autres, dites actives, les muscles ont conservé leurs insertions et leur propriété contractile, mais pour produire un effet utile ils sont obligés d'agir en quelque sorte en deux temps : dans le premier ils rapprochent d'abord les extrémités osseuses, dans le second ils produisent le mouvement, mais celui-ci n'est satisfaisant ni comme direction, ni comme précision; tantôt il s'exécute tout d'un trait, comme si le sens musculaire faisait défaut : cela tient alors à l'absence ou à l'insuffisance des antagonistes; tantôt, grâce à la forme plus ou moins conique des extrémités osseuses qui ne se coaptent pas toujours de la même façon, l'extrémité à mouvoir est dirigée dans un sens tout autre que le but à atteindre. C'est ce qui a fait donner à ces articulations le nom d'ataxiques.

Malgré ces graves imperfections, une articulation ballottante active peut encore rendre quelques services, mais il faut en corriger les inconvénients par des appareils prothétiques appropriés. La forme passive, au contraire, ne se prête que bien rarement à cet artifice, car, outre l'impotence fonctionnelle des muscles qui sont en relations physiologiques directes avec l'articulation réséquée, on y constate le plus souvent de graves lésions dans tout le reste du membre : ce sont des atrophies musculaires complètes, des altérations spéciales de la peau et du tissu cellulaire, des troubles de nutrition d'ordre variable, etc., etc., toutes causes qui suppriment totalement au point de vue physiologique le membre où on les rencontre. En un mot, ces articulations passives sont à juste titre considérées comme l'opprobre des résections.

Elles ont été observées le plus souvent à la suite de résections traumatiques primitives, mais on les a vues aussi après des résections pathologiques : dans ces cas le mécanisme de leur production n'est pas différent de celui que nous avons indiqué, et on peut le résumer d'une façon générale par ceci : ablation de portions d'os considérables, ablation des moyens d'union primitifs. Comment les éviter, sinon par une pratique opposée ?

Nous ne discuterons pas la question de savoir si, quand une balle a fracturé une articulation, l'excision des os doit être portée jusqu'au delà des fissures produites par le projectile, et si l'oubli de cette pratique influe sur la mortalité de l'opération ; ceci est affaire de résultat immédiat; nous ferons cependant remarquer que le danger, dans l'un comme dans l'autre cas, peut être singulièrement atténué par l'emploi des pansements antiseptiques, et nous admettrons en principe qu'il faut enlever le moins d'os possible, si l'on veut éviter la pseudarthrose flottante, si l'on veut en un mot que les deux segments, les deux leviers qui constitueront la nouvelle articulation, puissent s'offrir un mutuel point d'appui.

D'autre part, pour éviter l'insuffisance des moyens d'union, il faudra conserver avec soin la capsule articulaire et ses insertions au périoste, détacher soigneusement celui-ci de l'os sous-jacent et ménager ses connexions avec les tendons et tous les organes périphériques.

Alors, non seulement on aura une gaine fibreuse solide étendue entre les deux os, mais sur cette gaine viendront s'implanter immédiatement les muscles qui pourront plus tard agir efficacement par son intermédiaire.

De plus, la méthode sous-capsulo-périostée a d'autres avantages qui ne sont pas à dédaigner. Le premier en date, que nous citons seulement pour mémoire, est de concentrer les phénomènes inflammatoires dans une cavité assez bien limitée, fermée presque partout et opposant une barrière notable aux infiltrations de pus dans les interstices musculaires; le second, beaucoup plus éloigné, mais corrélatif du premier, est d'assurer davantage l'intégrité musculaire, l'intégrité des gaines tendineuses, et par conséquent de préparer à l'articulation future, non seulement des moyens d'union suffisants, mais des moyens de mobilisation plus parfaits.

En revanche, une résection sous-capsulo-périostée est une
opération longue et difficile, surtout une résection traumatique primitive, et l'on comprend l'impossibilité où l'on doit se
trouver en chirurgie d'armée de l'exécuter toujours convenablement. Elle n'y a du reste été pratiquée que rarement
dans sa forme complète; aussi ne doit-on pas infirmer la valeur des résections traumatiques en leur opposant les pseudarthroses flottantes qui en ont été si souvent la terminaison
dans les guerres dernières. L'ostracisme dont elles ont été
frappées par les chirurgiens militaires ne peut donc pas être
considéré comme définitif, surtout en ce qui concerne les résections secondaires.

Dans la pratique civile, les membres ballottants sont beaucoup plus rares, parce qu'on opère plus à l'aise et parce qu'on
opère surtout à propos de lésions articulaires pathologiques.

C. *Néarthrose.* — Dans une diarthrose, ce qui commande
surtout la direction des mouvements, c'est la forme des surfaces articulaires; ce qui en limite l'étendue, ce sont les
ligaments et quelquefois certaines apophyses voisines, mais
ce qui en fait la précision, c'est l'emboîtement exact des os
qui forment la jointure. Aussi, partout où les articulations
président à des mouvements puissants, étendus et précis, et
c'est le cas pour les grandes articulations, nous les voyons
remplir les conditions suivantes : larges surfaces de glissement moulées les unes sur les autres, configurées sur des
types divers en rapport avec le rôle mécanique particulier à
chacune d'elles et reliées par un appareil ligamenteux souple
et lâche, quoique solide.

Est-il possible, après la résection, de voir se reconstituer
une diarthrose semblable à l'articulation opérée? Oui et non.
Oui, si on ne considère que le rétablissement de la fonction ;
non, si on étudie les néarthroses le scalpel à la main. Oui, il
est possible après la résection d'obtenir une articulation rem-
plissant les mêmes fonctions que l'ancienne; mais quels que
soient les succès obtenus dans ce sens par l'emploi de certaines méthodes opératoires et les illusions dont on voudrait
se bercer en les contemplant, on n'a pas encore vu, et
M. Ollier, si compétent en pareille matière, est très affirmatif

sur ce point, on n'a pas encore vu une articulation réséquée se reproduire sur son type anatomique. Le scalpel a démontré cependant que les nouvelles jointures peuvent se rapprocher beaucoup des anciennes.

Au point de vue histologique, les processus qui conduisent aux différentes terminaisons des résections que nous avons étudiées jusqu'ici, à l'ankylose aussi bien qu'à la pseudarthrose la plus mobile, ne sont pas, à leur début, différents les uns des autres. Il y a dans tous les cas une formation de bourgeons charnus, de tissu embryonnaire si l'on veut, aux dépens des organes qui constituent les parois de la plaie ; les surfaces pourvues de cartilage en produisent elles-mêmes quand elles n'ont pas été enlevées, et au fur et à mesure que le foyer opératoire se comble par l'adjonction d'éléments nouveaux, les premiers produits s'organisent dans tel ou tel sens, formant tantôt de l'os, tantôt du tissu fibreux, d'autres fois, mais rarement, du cartilage. Il arrive donc que, quand la plaie se ferme définitivement, les extrémités réséquées sont réunies par l'intermédiaire d'une masse de tissu assez hétérogène dans sa composition ; l'organisation n'en est pas alors complète : elle demande encore pour se perfectionner un temps plus ou moins long.

Nous connaissons les conditions dans lesquelles cette organisation aboutit à l'ankylose : ce sont celles qui président à la consolidation des fractures compliquées. Nous savons que, si les surfaces osseuses sont trop écartées, ce tissu donnera une pseudarthrose plus ou moins serrée, mais entièrement fibreuse. Nous allons rechercher maintenant comment il conduit à la néarthrose, c'est-à-dire à la formation de surfaces revêtues de cartilage, réunies par un ligament capsulaire périphérique et susceptibles de fonctionner comme une articulation normale.

On a depuis longtemps observé sur l'homme des exemples d'arthrodies presque parfaites survenues lors de fractures simples des os longs dans la continuité : ainsi à l'humérus et à la clavicule. Rey, Langenbeck, Béclard en ont produit des pièces démonstratives. Mais ces exemples ne peuvent pas nous servir ici, car le processus anatomique de la consolidation dans les fractures simples n'est pas le même que celui des fractures compliquées auxquelles nous avons comparé les résections, et nous ne pourrions pas logiquement conclure à l'identité des conditions de la néarthrose dans les deux cas.

La formation de diarthroses presque complètes après résections articulaires est aussi depuis assez longtemps un fait acquis à la science. Textor, Syme, Heyfelder, Roux, Thore, M. Ollier ont observé et décrit des néarthroses du coude; en voici une que Doutrelepont a publiée en 1868 dans les *Archives* de Langenbeck.

Il s'agit d'un individu de dix-huit ans, atteint depuis longtemps d'une carie de l'articulation cubitale gauche. Le 31 octobre 1864, Doutrelepont pratiqua la résection totale de l'articulation en faisant une incision longitudinale sur la face postérieure. Cette incision pénétra jusqu'à l'os; on put facilement en séparer et conserver le périoste qui était gonflé et ramolli; on sectionna deux centimètres de l'extrémité inférieure de l'humérus, de sorte que le plan de section passait juste par l'épicondyle. L'olécrâne et l'apophyse coronoïde, ainsi que la tête du radius, en tout quatre centimètres, furent enlevés; puis on réunit la plaie en partie et un pansement simple fut appliqué. Au 12 novembre, application d'un bandage plâtré et fenêtré, mais il fallut l'enlever au bout de trois semaines, l'articulation tendant déjà à s'ankyloser, pour exécuter des mouvements passifs.

En mars 1865, il n'y avait plus que deux petites fistules n'allant pas jusqu'à l'os, et le malade fut renvoyé chez lui. A ce moment la flexion de l'avant-bras sur le bras était possible jusqu'à l'angle droit, l'extension jusqu'à cent dix degrés; la pronation et la supination étaient faibles.

On revit le malade au 12 février 1866; il était devenu tuberculeux. — Les muscles du bras opéré étaient tous aussi développés que ceux du côté opposé et les deux membres jouissaient d'une force égale : s'il n'y avait pas eu les cicatrices de la plaie opératoire et des fistules, on n'aurait pas pu reconnaitre au premier aspect le coude opéré. Les formes de l'articulation étaient presque normales; on sentait à l'humérus deux tubérosités et entre elles l'olécrâne. La flexion allait jusqu'à 75°, l'extension jusqu'à 120°. La pronation et la supination étaient redevenues presque normales ; le malade avait donc gagné en mobilité depuis l'époque de sa sortie. Il mourut de tuberculose pulmonaire le 27 avril 1866. A l'autopsie on constata une dégénérescence amyloïde du foie, de la rate et des reins.

A l'examen de l'articulation, voici ce que l'on découvrait : insertion du biceps à la tubérosité du radius, du brachial antérieur à l'apophyse coronoïde, ce qui n'a rien d'étonnant, ces deux saillies ayant été respectées au cours de l'opération. Le triceps s'insérait par un large tendon à un olécrâne nouvellement formé, et tous ces muscles, normalement développés, ne présentaient aucune altération, pas plus que les troncs nerveux de la région. Le nerf cubital passait dans une sorte de gouttière en arrière de l'épitrochlée nouvellement formée. Après que les tendons des muscles antérieurs eurent été préparés, on découvrit une masse de tissu fibreux solide qui recouvrait entièrement les os, et s'étendait de la face antérieure de l'humérus d'une part, à la face correspondante du cubitus et du radius d'autre part : ce tissu fut sectionné pour mettre en liberté les surfaces articulaires de la nouvelle jointure. — Le radius se terminait à la hauteur de l'interligne articulaire par une petite tête arrondie, assez analogue à une tête de radius ordinaire, et entourée par une forte capsule assez large et lisse à sa face interne. Quelques brides fibreuses unissaient les surfaces antibrachiales à celle de l'humérus.

Du côté de cet os, les tubérosités interne et externe se sont reproduites ; l'épitrochlée est formée par deux saillies inégales possédant à leur face postérieure une gouttière pour le passage du nerf cubital; l'épicondyle constitue une seule éminence terminée par une lamelle osseuse mince et longue, qui se recourbe en avant pour former une cavité de réception où vient se loger la tête du radius, et qui envoie de son sommet des faisceaux conjonctifs à la partie médiane de la tête radiale.

Juste au milieu de l'épiphyse humérale et sur sa face antérieure, on trouve une cavité profonde, de un centimètre de diamètre, tapissée par du cartilage mi-parti hyalin, mi-parti fibreux, et donnant insertion par ses bords à la capsule de nouvelle formation sus-indiquée. — Sur la face inférieure de l'humérus, à la place de la trochlée, se trouve une saillie hémisphérique, passablement lisse en avant, rugueuse en arrière, et surmontée dans ce sens par la fossette olécrânienne.

Le point le plus intéressant, c'est l'extrémité cubitale supérieure. On y trouve un olécrâne et une apophyse coronoïde de nouvelle formation. L'olécrâne, qui reçoit, comme nous l'avons déjà vu, l'insertion du triceps, est composé de deux lamelles osseuses un peu allongées, en forme de coquilles et réunies par du tissu fibreux. Elles sont, l'une interne, l'autre externe. L'externe est la plus petite : longue de trois centimètres, large de quinze millimètres et épaisse de trois millimètres, elle est mobile à la fois sur le cubitus et sur la lamelle interne. Celle-ci, longue de quatre centimètres, large de quinze millimètres et épaisse de sept millimètres, est intérieurement unie au cubitus par un tissu fibreux très tendu.

Sur la face antérieure du cubitus, très épaissie, s'élève une apophyse osseuse de deux centimètres de large qui embrasse l'extrémité humérale comme une véritable apophyse coronoïde; son bord antérieur interne, large, affecte la forme d'une petite éminence qui se loge dans la dépression correspondante déjà décrite de la face antérieure de l'humérus, et reçoit les insertions inférieures de la nouvelle capsule articulaire. Sur le côté externe du cubitus on rencontre les insertions d'un ligament annulaire solide qui entoure le col du radius.

Sont revêtues de cartilage : sur l'humérus, la cavité de réception de la tête radiale, et la saillie hémisphérique qui remplace la trochlée; sur les os de l'avant-bras, la surface du cubitus qui s'étend de l'olécrâne à l'apophyse coronoïde, la petite tête située sur le bord antérieur de cette dernière et la tête du radius. Au microscope on constate que la plus grande partie de ce revêtement cartilagineux appartient au type du fibro-cartilage et certaines portions seulement au type hyalin, de sorte qu'en plusieurs endroits on peut saisir la transition entre ces deux variétés.

La régénération osseuse était donc dans ce cas très parfaite, dit Loosen (1); elle est certainement due à la conservation consciencieuse du périoste et des insertions musculaires. Néanmoins on ne peut dire qu'une articulation nouvelle véritable se soit reformée; les os étaient, il est vrai, recouverts de cartilage sur tous les points par lesquels ils glissaient les uns sur les autres, mais il leur manquait une capsule et une cavité articulaires communes. Les couches épaisses de tissu conjonctif solide qui entouraient l'humérus, le cubitus et le radius en les reliant entre eux, ne peuvent pas, comme Doutrelepont l'a fait remarquer lui-même avec raison, être considérées comme une capsule articulaire, car il leur manquait une surface lisse et continue du côté correspondant aux os. Mais la fonction de l'articulation n'en a subi aucun dommage.

Comme on le voit, l'auteur allemand rapporte ce résultat à la conservation du périoste et des insertions musculaires, jointe à la mobilisation entreprise pendant le cours de la guérison. Si nous avons cité cette observation en entier, c'est que nous voulions avoir un point de départ anatomique pour discuter les conditions dans lesquelles une résection doit être faite et traitée pour conduire à la reconstitution d'une articulation sur son type physiologique. Ces conditions sont : la conservation du périoste, la conservation des insertions musculaires, la mobilisation au cours du traitement; nous allons en examiner successivement la valeur et en étudier l'influence.

I. *Conservation du périoste.* — On sait que c'est à Larghi, de Verceil, qu'il faut rapporter la première application méthodique et raisonnée de la conservation du périoste aux résections osseuses chez l'homme. « Dans les rescisions pratiquées jusqu'à présent, dit-il, on a toujours emporté la matrice de l'os avec l'os lui-même. Contrairement à cette manière d'agir, je

(1) *Handbuch* v. Pitha und Billroth. 1882.

n'enlève que la substance osseuse et je laisse religieusement en place le périoste, en tâchant de lui conserver sa forme ; je retire en quelque sorte l'os, comme on retire la main d'un gant ou un busc de baleine d'un corset » (1847). Toutefois, il ne publie qu'en 1855 son mémoire sur les résections sous-périostées et sous-capsulaires. En 1860, M. Ollier applique à la clinique les données que ses belles expériences sur les animaux lui avaient fournies, il perfectionne le manuel opératoire des résections et s'efforce de démontrer la supériorité des méthodes nouvelles sur les anciennes, mais il rencontre beaucoup de sceptiques. Un des principaux fut Sédillot : « J'hésite beaucoup, je l'avoue, écrivait-il le 18 janvier 1860, à la Société de chirurgie, à admettre qu'à la suite d'une résection du coude, dont la guérison s'est accomplie par suppuration, des lambeaux de périoste ou même une gaine périostée sans soutien et détachée par dissection ou traction d'os cariés, ramollis et ensuite réséqués, puissent servir de moule à la production de nouveaux os. » Ces lignes, écrites à propos d'une présentation de résection sous-périostée du coude pratiquée par M. Verneuil, étaient injustes et pour l'opérateur et pour la méthode : pour l'opérateur qui présentait un remarquable succès, pour la méthode qui semblait mal comprise par Sédillot. Nous n'avons pas à exposer cette méthode telle que M. Ollier l'a décrite, mais nous devons faire remarquer l'exagération de ces mots : « lambeaux de périoste ou même gaine périostée sans soutien », qui représentaient tout le contraire de ce que préconise M. Ollier.

Quoi qu'il en soit, s'il y eut des contradicteurs au début, « tout le monde s'accorde aujourd'hui à reconnaître la supériorité de cette méthode sur l'ancienne au point de vue de la forme, de la solidité et des mouvements des jointures (1). » « Cette méthode opératoire, si longtemps discutée, dit M. Ollier (*Revue de chirurgie*, 1882, p. 717), est aujourd'hui acceptée en principe par tous les chirurgiens qui pratiquent des résections, mais tous n'en ont pas obtenu les mêmes résultats, soit qu'ils se soient contentés d'accepter le principe de

(1) E. Delorme, art. *Résections* du *Dict. de méd. et de chir. prat*, p. 90.

la méthode, sans se rendre bien compte de la manière dont on doit l'exécuter, soit qu'ils aient eu affaire à des cas peu favorables pour la reconstitution régulière d'une articulation nouvelle. Malgré toutes les descriptions que j'ai données du manuel opératoire de ces résections depuis 1858, malgré les démonstrations publiques que j'ai pu en faire, on a appelé souvent résections sous-périostées des opérations dans lesquelles on avait gratté un peu de périoste et où l'on croyait, par cela même, s'être mis dans les conditions propres à faire reconstituer un véritable ginglyme.

Pour obtenir ce résultat que j'ai depuis longtemps annoncé, et dont je multiplie chaque jour les exemples, il faut procéder autrement et conserver la totalité de la gaine périostéo-capsulaire, c'est-à-dire non seulement le périoste des extrémités osseuses enlevées, mais la capsule et les ligaments qui s'y insèrent et ne font qu'un avec lui ».

On l'a vu d'après les paroles de Sédillot, ce qu'on a le plus refusé dès le principe à la méthode préconisée par M. Ollier, c'est le pouvoir de restituer à l'os tout ou partie de sa longueur primitive. Tout le monde admettait bien que le périoste peut, sous l'influence de l'irritation opératoire, et par des dépôts osseux de nouvelle formation, accroître le volume des extrémités sectionnées; il y a trop de faits évidents pour que l'on ait songé à le nier ; les faits d'épaississement des os sous l'influence de l'excitation du périoste ne sont pas rares chez les animaux ou chez l'homme; mais aujourd'hui encore le premier point est loin d'être généralement admis. « Quant à la question de l'influence du périoste sur le rétablissement de la longueur de l'os, dit M. Delorme (*loc. cit.*), après les résections articulaires sous-capsulo-périostées, question si chaudement débattue autrefois, l'accord est aujourd'hui fait sur elle, et les partisans les plus chauds des résections sous-périostées en ont fait eux-mêmes bon marché.

D'ailleurs le périoste n'existe pas au niveau des surfaces articulaires, et il est hors de doute que, lorsque la section osseuse est portée au delà après dégagement de la gaine périostique, la surface de section osseuse, le périoste adhérent, plus que le périoste conservé, fournissent les matériaux de la réparation, d'une réparation, disons-le en passant, qui n'est que bien rarement suffisante pour faire disparaître toute trace de raccourcissement. » Cette phrase est évidemment non seulement l'opinion personnelle de son auteur, mais aussi l'écho des opinions d'un certain nombre de chirurgiens à l'époque actuelle. Considérée d'une façon générale, cette manière de voir est beaucoup trop absolue, et il convient, comme l'a fait excellemment remarquer M. Ollier dans toutes ses communications sur ce sujet, de distinguer l'âge des opérés et l'état du périoste au moment de la résection.

Sans doute, quand l'opération est pratiquée chez un individu d'un certain âge, non seulement on n'obtient pas une formation osseuse qui allonge l'os réséqué, mais il est fort possible de n'obtenir pas même un peu d'élargissement des extrémités, pas la moindre stalactite osseuse capable de fournir un point d'appui convenable à la nouvelle articulation ou de la limiter dans ses mouvements; il en est surtout ainsi chez les individus adultes débilités ou dyscrasiques, chez certains alcoolisés, particulièrement si à ces mauvaises conditions ils joignent l'indocilité, comme M. Ollier en rapporte deux cas (*Rev. de chirurgie*, 1882), les seuls qui sur ses 113 résections du coude lui aient donné l'occasion d'observer une articulation branlante.

Tout au contraire, quand la résection est faite dans l'âge d'activité périostique ou pour une lésion articulaire pathologique qui a réveillé le périoste endormi, on voit toujours survenir un élargissement des extrémités osseuses, et souvent un allongement. « J'ai déjà dit d'après mes expériences (Ollier, *Rev. de chirurgie*, 1882), qu'après la résection totale des grandes articulations, les os sectionnés restaient toujours un peu plus courts, quelque abondante que fût la néo-formation osseuse. Jamais je n'ai vu, même chez les animaux les plus plastiques, la même longueur entre l'os réséqué et l'os analogue du côté opposé. Il y a donc, après toutes les résections articulaires, un certain degré de raccourcissement nécessaire. Si, chez les jeunes sujets, l'os réséqué peut être, à un moment donné, aussi long que l'os sain, il ne tardera pas à rester en retard, en raison de la destruction de son cartilage de conjugaison, et même par la seule perturbation produite dans l'évolution du cartilage de conjugaison après une simple résection intra-épiphysaire.

Il ne faut donc pas s'attendre à rencontrer une égalité absolue entre les deux membres, et l'on doit se méfier de toutes les observations dans lesquelles cette qualité est signalée.

Si, chez les jeunes sujets, on n'a pas une égalité absolue, à plus forte raison ne l'aura-t-on pas chez l'adulte ».

Il y a dans cette citation une allusion à l'arrêt d'accroissement en longueur par trouble ou ablation du cartilage de conjugaison; c'est une question sur laquelle nous aurons l'occasion de revenir plus loin ; contentons-nous, pour le moment, de tenir pour démontrée la néo-formation longitudinale de substance osseuse dans le jeune âge, puisque « chez les jeunes sujets l'os réséqué peut être à un moment donné aussi long que l'os sain », et demandons-nous si chez l'adulte il n'en peut pas être de même.

Les quelques autopsies de résection relatées anciennement ne peuvent pas servir à la démonstration anatomique de ce fait, car on n'a décrit les pièces à conviction que dans leurs dispositions extérieures, sans faire la section des os. « Or si l'on ne fait pas une section longitudinale de l'os, il est impossible de déterminer où commence l'os nouveau, où finit l'os ancien. La néo-formation latérale peut faire croire que toute la partie renflée est de nouvelle formation, et si l'on n'a pas soin de mesurer comparativement les os analogues des deux membres, on est facilement induit en erreur » (Ollier).

Est-il bien nécessaire cependant d'avoir sous les yeux l'os scié et dépouillé de ses parties molles pour établir la néo-formation longitudinale après la résection sous-périostée ? L'observation suivante, publiée par M. E. Bœckel (1) en 1878, est assez concluante pour que l'on puisse affirmer même sur le vivant la formation longitudinale de l'os : il s'agit d'un individu de 16 ans auquel M. Bœckel avait réséqué six centimètres de l'extrémité supérieure de l'humérus,

____

(1) *Gazette méd. de Strasbourg*, p. 92. 1878.

enlevant ainsi au bras correspondant son principal moyen d'accroissement en longueur, c'est-à-dire le cartilage conjugal. Malgré cela, le malade, revu deux ans après, ne présentait que trois centimètres de raccourcissement. Le docteur Viennois avait déjà relaté un fait de ce genre (1). En 1872, M. Jasseron a également fait connaître un exemple remarquable de néo-formation des os en longueur, après la résection sous-périostée du coude. Ce cas, très démonstratif, a été l'objet d'un rapport circonstancié de M. Paulet à la Société de chirurgie. Il est vrai que toutes ces observations ont trait à des individus encore jeunes et rentrent dans la règle générale ; mais M. Ollier a eu, dans ces derniers temps, l'occasion de faire l'examen anatomique d'une résection du coude datant de onze ans, pratiquée sur un individu de vingt-huit ans. Cette pièce a été présentée à l'Académie de médecine et à la Société de chirurgie en avril 1882, et M. Ollier en a fait le sujet d'un mémoire que l'on trouvera, avec l'observation complète et dessins à l'appui, dans la *Revue de chirurgie* de cette année. Il y avait 15 millimètres d'os manifestement reproduits sur l'extrémité inférieure de l'humérus; c'est donc un fait concluant, mais il est rare d'après M. Ollier.

Quoi qu'il en soit, il nous semble démontré amplement que la résection sous-capsulo-périostée peut, chez l'adulte aussi bien que chez l'enfant, conduire non seulement à un élargissement des extrémités réséquées, mais aussi à leur allongement, qu'elle peut par conséquent restaurer dans presque toutes leurs parties les articulations opérées.

On a dit toutefois que cette restauration pouvait se produire en dehors de l'emploi de la méthode sous-périostée, et l'on a produit pour le prouver l'observation de néarthrose du coude publiée par Syme dans la *Lancette anglaise*, en 1855, alors qu'on ne connaissait pas la méthode sous-capsulopériostée. Mais est-il bien certain que le chirurgien anglais n'ait pas employé cette méthode sans s'en douter pour ainsi dire? Il avait affaire à une lésion pathologique de l'articulation, il a donc pu facilement détacher le périoste des os sans savoir qu'il accomplissait une manœuvre spéciale.

(1) *Gazette hebdomadaire*. 1872.

Et du reste, en supposant que Syme ait réellement obtenu son succès sans ménager le périoste et la capsule, s'ensuit-il que l'on puisse négliger cette précaution? Non, car les fâcheux résultats des résections pratiquées pendant les guerres d'Allemagne ou d'Amérique, les si nombreuses articulations flottantes obtenues, ont été le plus souvent observées quand on n'a pas su ménager les tissus fibreux péri-articulaires et périostiques. C'est là un fait contre lequel tous les raisonnements ne peuvent rien, et si nous mettons dans la balance, d'un côté les anciennes méthodes avec quelques bons résultats et beaucoup de mauvais, de l'autre la méthode sous-périostée avec ses nombreux et remarquables succès, force nous sera de conclure que cette dernière doit être pratiquée si l'on veut réunir la plus grande somme de conditions favorables à la formation d'une néarthrose.

On n'obtiendra sans doute pas toujours des résultats aussi parfaits que celui que nous avons relaté. La perfection de la néarthrose sera toujours, indépendamment de la méthode opératoire, subordonnée à un certain nombre d'autres conditions relatives à l'âge de l'opéré, à la nature de la lésion articulaire, ou encore à la longueur d'os réséqué, mais néanmoins on peut affirmer que, toutes choses égales d'ailleurs, les néo-formations osseuses seront plus abondantes, plus larges, plus susceptibles d'assurer la précision des mouvements, quand on aura scrupuleusement gardé le périoste.

II. *Conservation des muscles.* — Un corollaire en quelque sorte obligé de la méthode sous-capsulo-périostée telle que la pratique M. Ollier, c'est la conservation des muscles. Nous ne reviendrons pas sur ce que nous avons déjà dit des rapports de ces organes ou de leurs tendons avec le périoste, et nous considérerons comme démontrée l'importance de ces rapports relativement au fonctionnement ultérieur de la nouvelle articulation; il est évident en effet que la section en travers d'un muscle ou de son tendon au cours d'une résection articulaire ne permet que rarement à ces organes de se réunir de nouveau aux os qu'ils devraient mobiliser : cela est une conséquence toute naturelle de la rétraction musculaire. Or l'un des avantages de la méthode sous-périostée, c'est qu'en l'exécutant convenablement on ne peut pas ne pas respecter les tendons et les muscles.

Comment se fait-il donc que dans certains cas de résection sous-périostée on ait obtenu quand même des articulations ballottantes passives ? Il y a à cela plusieurs raisons. En première ligne, il faut placer l'exécution défectueuse de la méthode. « J'ai cru pendant un certain temps, dit M. Ollier à la Société de chirurgie en 1872, que les chirurgiens allemands faisaient des résections véritablement sous-périostées, mais depuis j'ai pu me convaincre que leurs procédés sont très imparfaits, aussi le nombre des articulations flottantes qu'ils obtiennent ne m'étonne pas. Ils font des résections dites sous-périostées par des procédés rapides, mais mal combinés pour retirer de la méthode tous ses avantages. En allant trop vite, on opère nécessairement mal, on ne peut conserver cette gaine périostéo-capsulaire sur laquelle j'insiste tant. J'ai rencontré un certain nombre de blessés opérés pendant la dernière guerre par les chirurgiens allemands, et chez la plupart j'ai rencontré des articulations flottantes sans régénération appréciable. » Ce sont évidemment là des faits à ne pas mettre au passif de la méthode. Cela est d'autant plus vrai qu'il s'agit ici de résections traumatiques, c'est-à-dire de cas dans lesquels l'intervention opératoire a eu lieu avant que la maladie articulaire ait eu le temps de développer dans les agents du mouvement les lésions qu'y déterminent habituellement des affections de longue durée.

Dans les maladies chroniques en effet, lorsque le début de la lésion date de longtemps, on voit les parties molles périarticulaires subir, par le fait de l'immobilisation prolongée ou de troubles trophiques réflexes, ou encore par le fait de l'extension des phénomènes inflammatoires, des modifications intimes qui varient avec chaque espèce de tissu. Nous n'insistons pas sur les altérations de la peau et du tissu cellulaire, mais nous appelons en particulier l'attention sur les changements qui surviennent dans la constitution anatomique des muscles. Ceux-ci peuvent subir deux sortes de transformations bien différentes anatomiquement, mais qui conduisent presque aussi sûrement l'une que l'autre à des résultats fâcheux. Tantôt ils deviennent fibreux et se rétractent, tantôt au contraire ils restent souples, mais leurs fibres subissent peu à peu la dégénérescence graisseuse; la tonicité et là contractilité y disparaissent graduellement. Que l'on vienne à réséquer dans ces conditions, si l'on ne garde pas les tissus fibreux en aussi grande quantité que possible, les muscles dans le second cas ne deviendront pas seulement incapables de mouvoir une articulation très mobile, mais ils laisseront se distendre le tissu cicatriciel trop faible pour supporter à lui seul le poids du membre; dans le premier cas, ils pourront, en continuant à se rétracter dans des proportions variables, imprimer au membre des attitudes extrêmement vicieuses.

D'où le conseil donné par M. Ollier de ne pas attendre que ces transformations musculaires deviennent incurables : « Il ne faut pas retarder indéfiniment les résections, comme sont trop portés à le faire les chirurgiens encore trop imbus des idées classiques qui avaient leur raison d'être autrefois, alors qu'on perdait le tiers de ses opérés (coude), mais qui ne sont plus acceptables aujourd'hui. Il est donc préférable de faire des résections hâtives. Je m'explique sur ce mot : il ne faut pas se hâter de traiter par la résection des coudes malades qui peuvent guérir autrement, il faut se hâter d'opérer dès que la marche des accidents annonce une aggravation progressive de l'état local et rend dangereuse pour la vie la poursuite de la guérison spontanée » (*Revue de chirurgie*, 1882).

On voit donc en résumé que le principe de la conservation des muscles comporte deux applications: l'une a trait à la conservation intégrale de leurs attaches, l'autre concerne le choix d'un moment opportun pour l'opération.

Enfin, nous allons trouver dans l'étude des conditions de mobilisation une troisième application du principe de la conservation des muscles, que nous ne pouvons en séparer.

III. *Mobilisation de la jointure nouvelle.* — C'est là peut-être la seule condition qui soit regardée par tous les chirurgiens comme étant d'une nécessité indispensable pour la reconstitution d'une articulation nouvelle : toutes les fois en effet que les malades se sont refusés à la mettre en pratique ou n'ont pas été engagés à le faire, les articulations. ou bien

se sont graduellement resserrées et ont donné lieu à des ankyloses fibreuses, ou bien se sont relâchées, produisant des
membres complètement passifs. C'est par son oubli que certains résultats, considérés comme étant primitivement satisfaisants, sont devenus des arguments contre l'emploi des
résections articulaires en chirurgie d'armée.

Or, il faut comprendre deux catégories de moyens dans
cette mobilisation des jointures : 1° l'emploi de mouvements
passifs, communiqués par le chirurgien ou par des machines
ou encore par le blessé lui-même à l'articulation nouvelle;
2° l'emploi des mouvements spontanés volontaires s'ils sont
possibles, et, lorsqu'ils sont abolis, leur rétablissement par différents moyens. Nous allons passer rapidement en revue ces
deux catégories.

a) *Mouvements communiqués.* — Quand une fracture n'est
pas suffisamment immobilisée, elle conduit ou risque de conduire à la pseudarthrose, parce que les mouvements plus ou
moins fréquemment imprimés au cal y déterminent la formation de surfaces de glissement, aux dépens des tissus nouveaux divers dont il est constitué à un moment donné. Les
résections ne se comportent pas autrement. M. Ollier a relaté
des faits bien instructifs sous ce rapport : ayant fait pendant
la guerre six résections du coude, il perdit un moment de vue
ses opérés, puis en retrouva trois d'entre eux assez à temps
pour mobiliser leur articulation. Ceux-ci récupérèrent complètement les fonctions du bras, les autres, qui furent immobilisés trop longtemps, eurent une ankylose.

N'est-ce pas là un exemple qui montre toute l'importance
des soins consécutifs, particulièrement de la mobilisation,
après toute résection, si correctement faite qu'elle soit? Pour
M. Ollier, les mouvements communiqués ont pour effet de
déterminer les tissus fibro-plastiques intermédiaires à constituer du cartilage hyalin ou surtout fibro-cartilagineux, à
former des fentes dans la masse, à entretenir la souplesse des
tissus périphériques.

M. Lefort attribue aussi aux mouvements pratiqués de
bonne heure la propriété d'exciter le travail de formation
osseuse périphérique, d'élargir par conséquent les extrémités

réséquées ; les cals exubérants que l'on rencontre parfois dans les fractures mal immobilisées donnent raison à cette manière de voir.

M. Ollier a bien réglé ces mouvements, et il a montré comment ils peuvent aller à l'encontre du but que l'on se propose d'atteindre. « Rien n'est si dangereux que les mouvements forcés, surtout au début : ils amènent des déchirures, font saigner la plaie, et il en résulte un surcroît d'inflammation qui ne fera qu'augmenter dans les séances successives. Ces mouvements obtiennent ainsi un résultat contraire à celui que se propose le chirurgien. Ils augmentent la douleur et par cela même resserrent les limites entre lesquelles peuvent s'exercer les mouvements utiles. Ils irritent les tissus fibreux de l'articulation, qui ne s'ossifieraient pas s'ils étaient abandonnés à eux-mêmes, mais qui finissent par s'ossifier au voisinage de l'os et du périoste irrités. » Et plus loin : « Ce n'est que par des mouvements doux et souvent répétés qu'on peut espérer rétablir des conditions permanentes de mobilité ; » plus loin encore : « Je préfère donc de petits mouvements doux, lents au début, plus tard par petites secousses rapides, mais légèrement imprimées. On entretient ainsi les conditions de mobilité des articulations nouvelles ; on favorise la formation d'organes de glissement (cloisonnement de la masse cellulo-fibreuse interosseuse ; sécrétion d'un liquide synoviforme), et on évite la formation des traînées osseuses le long des ligaments, des tendons ou des muscles qui s'insèrent au voisinage des surfaces réséquées (1). »

D'autre part, M. Ollier, rappelant les expériences de Valtat et Vulpian, pense que les mouvements trop hâtifs, en provoquant la douleur, agissent sur les nerfs de l'articulation de façon à augmenter l'étendue des troubles trophiques, et ce qui le prouve, dit-il, c'est que les muscles ne reprennent pas leur volume ou leur action tant que l'articulation reste douloureuse.

b) *Mouvements volontaires.* — Le plus souvent on ne peut pas compter sur eux dès les premiers temps de la résection,

____

(1) *Revue de méd. et de chirurgie,* p. 904, 1878.

à cause de la douleur qui existe encore, et de la paralysie
réflexe qui en est la conséquence ; ils ne redeviennent possibles que quand la douleur a disparu, mais il arrive malheureusement alors que les muscles sont devenus impuissants
par les raisons que nous avons déjà indiquées. Cette impuis-
sance tend à s'accentuer de plus en plus jusqu'à devenir complète et irrévocable, si l'on n'intervient pas. Hannover a le
premier fait remarquer cette fâcheuse terminaison, mais il a
eu le tort de l'attribuer à l'opération elle-même. Langenbeck
s'est élevé en Allemagne contre cette conclusion ; il a démontré, par un grand nombre d'exemples, que la perte de l'action
musculaire ne doit pas être attribuée à la résection elle-
même, mais en partie au traitement ultérieur, en partie à
l'imprévoyance du malade. Il ne s'agit pas en effet d'une
paralysie proprement dite, mais d'une perte d'action par absence d'activité qu'on rencontre partout où un membre
est resté dans le repos absolu pendant longtemps. Cela est
prouvé par ces cas dans lesquels l'action musculaire est restée
vigoureuse pendant que le malade est resté lui-même entre
les mains d'un médecin intelligent, et n'a perdu son énergie que lorsque le malade a été abandonné à lui-même.
Mais la meilleure preuve est fournie par ce fait qu'à la
suite de l'application de courants électriques d'abord, d'exer-
cices méthodiques ensuite, une articulation vacillante passive
se transforme en articulation active. Langenbeck en cite un
exemple très instructif. Un soldat, blessé au coude, subit une
résection primitive le 19 avril 1864 et présenta en 1865 une
articulation vacillante passive type ; ayant obtenu un appareil mécanique qui venait en aide par l'action de ressorts à
l'insuffisance des muscles, ce soldat fut en outre traité par
l'électricité, et son membre s'améliora graduellement. Lorsque
Langenbeck le revit en 1873, le membre opéré était devenu
bien développé et capable d'exécuter tout mouvement actif.
M. Ollier dit avoir vu les muscles immobilisés depuis sept
années reprendre leur activité. Podrazky (*der Feldarzt*, 1879)
relate le cas d'un artilleur qui subit la résection de 5 cent. 1/2
de l'humérus gauche à la suite d'un écrasement du coude
par une roue de canon ; l'opération faite par la méthode anti-

septique fut suivie rapidement de la guérison de la plaie opératoire, mais il n'y eut pas la moindre reproduction osseuse ;
l'humérus se terminait par un tronçon conique très lâchement
relié au radius et au cubitus : aucun mouvement actif n'était
possible, à l'exception des doigts qui jouissaient encore d'une
mobilité restreinte. Un traitement rationnel basé sur l'emploi
de l'électricité amena en quatre semaines ce résultat heureux,
que l'opéré put diriger son avant-bras dans toutes les
directions, soulever des objets lourds et pesants et mouvoir
presque normalement ses doigts. C'est là un exemple de
transformation d'une articulation ballante passive en ballante
active.

Du reste, ce retour graduel des muscles à leurs fonctions
après immobilisation prolongée est un fait trop connu pour
que nous y insistions davantage ; nous ne pouvons pas non
plus insister sur l'accroissement graduel de force que leur
donne une gymnastique convenable : c'est là surtout affaire
de bonne volonté de la part du malade. Il sera bon toutefois
pendant la guérison de la plaie, alors que de légers mouvements sont déjà possibles, d'entretenir la vitalité des muscles
même sous l'appareil immobilisateur par l'application de
courants électriques. On conservera ainsi à l'opéré des
muscles en bon état pour le moment où il sera nécessaire de
faire appel aux mouvements volontaires.

Si maintenant nous cherchons à résumer cette longue discussion du résultat pseudarthrose, il nous sera assez facile
d'établir les conditions les plus favorables à sa réalisation la
plus parfaite, la néarthrose. Nous avons vu que la pseudarthrose serrée est surtout le résultat de l'immobilisation, con-
finant ainsi à l'ankylose ; nous savons, d'autre part, que la
pseudarthrose flottante survient quand on ne rapproche pas
suffisamment les surfaces de section, et quand on laisse les
muscles se perdre par l'inaction prolongée. — Il s'ensuit
tout d'abord que, pour éviter ces deux résultats, il faudra,
après l'opération, faire un rapprochement modéré des extrémités réséquées et entretenir dans les muscles une vitalité
convenable.

Obtiendra-t-on toujours par cela seulement une néarthrose analogue à celle dont M. Ollier a donné récemment un si bel exemple ? Non pas, car à ces conditions il faut ajouter une condition essentielle dont le chirurgien n'est pas toujours le maître, je veux parler de la production aux dépens du périoste de stalactites osseuses assez bien disposées pour figurer des arrêts à certains mouvements et donner plus d'étendue aux surfaces articulaires. Cette production sera surtout abondante, trop abondante même parfois chez les jeunes gens dans tous les cas, et chez l'adulte à la suite des résections traumatiques secondaires et des résections pathologiques ; mais dans les résections primitives de l'adulte elle sera fréquemment insuffisante. Aussi est-ce dans ces dernières que le résultat néarthrose solide sera le moins fréquemment obtenu. La conclusion à en tirer, conclusion légitime aujourd'hui que les plaies articulaires ont perdu de leur ancienne gravité grâce à l'emploi des antiseptiques, c'est d'abord qu'il ne faut pas faire de résections primitives étendues, ensuite qu'il vaut mieux, si les lésions traumatiques n'exigent pas une intervention immédiate, recourir à la résection secondaire.

En dehors de ces cas, il sera toujours légitime d'espérer, à la suite d'une résection sous-périostée, la reconstitution d'une articulation nouvelle, non pas sur le type anatomique de l'ancienne, mais sur son type physiologique, à condition que l'on sache à la fois ménager les moyens d'union, favoriser la vitalité des tissus et mobiliser les membres avec persévérance.

Est-ce à dire que pour n'importe quelle articulation il soit toujours avantageux d'obtenir le rétablissement des mouvements, et que tel doive être toujours l'objectif du chirurgien ? Assurément non, car, ainsi que nous le verrons plus tard, il y a des articulations où il importe plus d'avoir de la solidité que de la mobilité, et pour lesquelles le rétablissement de cette dernière est souvent un danger ou un inconvénient ; c'est une question dont on comprendra toute l'importance dans le dernier chapitre de ce travail.

Jusqu'ici nous n'avons pas jugé à propos de faire une distinction entre les résultats locaux des résections traumatiques et ceux des résections pathologiques ; mais nous arrivons maintenant à l'étude d'une question qui ne concerne, on le comprendra facilement, que certaines résections pathologiques : nous voulons parler de la récidive.

§ 3. — *Récidives*.

Les résections pathologiques, et spécialement les résections pour tumeurs blanches, ont un but complexe, outre le but fonctionnel et orthopédique : c'est d'abord d'enlever des extrémités osseuses devenues par la maladie incapables de guérir spontanément ; c'est ensuite de supprimer soit un foyer de suppuration dont l'abondance et la persistance peuvent entraîner la mort, soit, comme on tend à le penser de plus en plus, un foyer tuberculeux capable de déterminer à un moment donné l'infection de l'économie tout entière. La résection satisfait-elle toujours à ces désidérata ?

A priori, on comprend parfaitement la possibilité des récidives ; du moment en effet qu'une articulation normale peut être affectée de carie ou de tuberculose, pourquoi une jointure de nouvelle formation ne pourrait-elle pas subir le même dommage ? La résection ne modifie pas par elle-même la prédisposition de l'organisme à faire de la carie ou de la tuberculose locale ; cette prédisposition restant la mème, si les causes déterminantes qui ont provoqué l'éclosion des accidents dans la jointure ancienne viennent à agir sur la nouvelle, même longtemps après sa formation, elle pourra devenir malade comme la première.

Doit-on rendre la résection responsable de ces sortes de récidives ? On pourrait hardiment répondre non, si l'articulation nouvelle se trouvait absolument dans les mêmes conditions que l'ancienne ; il serait même facile de citer ici un grand nombre de faits dans lesquels un individu, primitivement réséqué pour tumeur blanche avec succès, a vu survenir ensuite une affection analogue dans une autre articulation et a gardé jusqu'à la mort l'intégrité de la région opérée.

Mais à côté de ces cas, il en est beaucoup dans lesquels, lorsqu'une seconde tumeur blanche survient, elle affecte précisément la jointure qui a déjà été le siège de l'intervention chirurgicale ; il suffit de consulter n'importe quelle statistique de ces sortes d'opérations pour en être pleinement convaincu.

Nous venons de le dire, il n'y a qu'un instant, il est parfaitement logique d'admettre que la récidive, si elle survient, puisse se faire aussi bien sur la jointure réséquée que sur une autre, mais il convient de se demander si la région opérée n'est pas plus qu'une autre dans des conditions favorables à la réapparition de la maladie. Alors il faut répondre oui, mais il faut distinguer.

Quand une tumeur blanche aboutit par le fait de son évolution naturelle à la guérison, celle-ci se fait le plus souvent par ankylose, et tous les chirurgiens reconnaissent avec une parfaite unanimité que les malades qui guérissent ainsi sont désormais à l'abri d'une récidive locale ; aussi l'ankylose est-elle le but de leurs efforts dans la plupart des cas, lorsqu'ils ne jugent pas à propos d'intervenir d'une façon plus radicale. Par contre, on voit assez fréquemment la maladie réapparaître dans les articulations primitivement guéries avec conservation des mouvements.

Il en est de même pour les résections : toutes celles qui aboutissent à l'ankylose vraie sont définitivement à l'abri de la récidive, et les os fusionnés se comportent comme s'il n'y avait jamais eu d'articulation au point de réunion ; en revanche, celles qui sont suivies de pseudarthrose sont plus qu'une jointure normale disposées à redevenir malades. Elles sont en effet moins mobiles la plupart du temps, moins solides aussi que les articulations normales ; elles sont par conséquent plus que ces dernières exposées aux entorses, et à tous les traumatismes même légers que l'on observe si souvent au début des affections chroniques articulaires ; de plus l'exercice même des fonctions régulières de la néarthrose peut, s'il est poussé trop loin, constituer un traumatisme suffisant pour rappeler la maladie primitive. Toutes ces causes nous expliquent pourquoi le vice constitutionnel qui n'a pu être modifié par le fait de la résection, se mani-

feste de préférence sur les articulations de nouvelle formation. Quant à établir par des chiffres la proportion de ces récidives locales, cela nous paraît complètement impossible,
parce que la fréquence de la récidive a varié jusqu'ici singulièrement d'une articulation à l'autre.

Convient-il de ranger, au nombre des récidives, les cas où
le foyer opératoire, après avoir paru pendant quelque temps
se diriger vers la guérison, se laisse de nouveau envahir par
les fongosités et ne se cicatrise pas? Assurément non : ce
sont là des exemples de persistance de l'affection; ils prouvent ou que l'on n'a pas enlevé tous les tissus malades, ou
que l'économie continue à les former malgré l'intervention
opératoire; ils ne peuvent pas être considérés comme des résultats éloignés de la résection. Pour nous, il ne faut voir
dans ces faits qu'une continuation de la maladie primitive,
et nous n'appellerons récidive que la réapparition de la maladie survenant après la guérison de la plaie opératoire, lorsque l'articulation nouvelle a pu fonctionner pendant quelque
temps sans présenter des phénomènes morbides appré-
ciables.

Une fois la récidive survenue, les articulations peuvent se
comporter ultérieurement comme lors de tumeur blanche
ordinaire, c'est-à-dire guérir sans intervention opératoire, ou
nécessiter une nouvelle résection, ou réclamer l'amputation du
membre. Les faits d'amputation consécutive ou de résection
renouvelée cités par les auteurs ne sont pas rares, mais ils
appartiennent surtout aux cas dans lesquels il y avait eu continuation de la maladie plutôt que récidive vraie.

D'autre part, on sait que depuis l'emploi du pansement
antiseptique il arrive assez fréquemment que l'on obtienne la
réunion par première intention. Nous avons déjà indiqué les
motifs que M. Ollier donne contre la recherche de la réunion
primitive dans les résections, et nous n'avons pas l'intention
d'envisager ici la question à ce point de vue; nous ferons remarquer seulement que, quand la réunion par première intention a été obtenue dans ces cas, on est porté à considérer le
membre comme guéri. Kœnig, au 9ᵉ congrès de la Société
allemande de chirurgie, s'est élevé contre cette exagération

et il a démontré, par des faits tirés de sa pratique, que souvent au bout de cinq ou six semaines se montrent de nouvelles granulations, de nouvelles fongosités, qui détruisent rapidement la cicatrice trop hâtivement formée. Est-il juste de ranger ces faits parmi les récidives? Nous ne le croyons pas non plus; ces faits s'expliquent naturellement, parce qu'on n'a pas fait au cours de l'opération l'ablation complète des tissus morbides, et parce que la réunion primitive n'a pas permis de modifier par des cautérisations convenablement faites les fongosités que l'intervention opératoire n'avait pas pu enlever. Nous ne voyons là encore qu'une continuation de la maladie.

En résumé, après une résection de tumeur blanche, la récidive locale est possible ; elle reconnaît pour cause efficiente l'état constitutionnel du malade et, si elle est plus fréquente sur la nouvelle articulation que sur les articulations normales, cela tient aux imperfections même des néarthroses.

Il ne nous reste plus, maintenant que nous avons passé en revue les résultats éloignés locaux de la résection sur l'articulation réséquée, qu'à étudier les conséquences de cette opération sur la totalité du membre dont l'articulation opérée fait partie.

§ 4. — *Influence de la résection sur le membre opéré.*

Cette influence se manifeste à la fois par une diminution de la longueur et par des troubles de la nutrition générale du membre.

I. — La diminution de la longueur du membre reconnaît divers mécanismes.

Que la résection ait été pratiquée sur un enfant ou sur un adulte, pour un traumatisme ou pour une lésion vitale de l'articulation, en conservant ou non le périoste, elle a constamment pour effet immédiat de diminuer la longueur totale du membre : M. Ollier est très affirmatif sur ce point. « La méthode sous-périostée, dit-il, qui a tant perfectionné les résultats des résections au point de vue orthopédique et fonctionnel, est impuissante à nous redonner la longueur de l'os réséqué. Jamais, même dans les cas les plus favorables, l'os ne prend sa longueur normale (1) ».

Cependant l'éminent chirurgien de Lyon atténue un peu dans la phrase suivante ce que cette proposition a de trop absolu relativement au jeune âge. « Si la portion reproduite peut être aussi longue que la portion enlevée, elle est toujours plus courte que la portion analogue du côté opposé : celle-ci continuant à grandir, la première n'ayant plus les moyens de s'accroître en longueur ou ne les ayant que d'une manière transitoire et imparfaite. » Dans ces lignes, M. Ollier fait allusion aux résections pratiquées pendant la période de croissance et non pas chez les adultes; c'est qu'en effet il faut distinguer du raccourcissement immédiat celui qui peut survenir plus tard; le premier existe chez l'adulte et chez l'enfant : il est proportionnel à la différence entre la longueur d'os enlevé et la longueur d'os reproduit; celle-ci, toujours moindre que la première, peut cependant être assez considérable pour rendre difficile l'appréciation du raccourcissement immédiat; les membres peuvent paraître égaux quelques semaines après l'opération, au moment de la guérison de la plaie, et devenir plus tard fort inégaux. « Aussi faut-il se méfier des observations dans lesquelles un chirurgien, un peu trop épris de son œuvre, annonce qu'à la suite d'une résection d'une grande articulation il a trouvé après la guérison complète les deux membres parfaitement égaux. » (Ollier.)

Le raccourcissement immédiat, une fois établi et compensé par les reproductions osseuses qui ont pu se faire, passe à l'état définitif chez l'adulte et ne se modifie plus jamais, mais il n'en est pas de même quand il s'agit d'individus qui n'ont pas encore acquis toute leur taille, surtout quand il s'agit d'enfants.

Dans ces cas il convient pour apprécier le raccourcissement de se rappeler que la résection tantôt respecte le cartilage conjugal, tantôt le supprime. Or, comme ce cartilage est l'organe qui préside à l'allongement des os presqu'à l'exclusion de tout autre facteur, sa suppression influe au plus haut

(1) Congrès médical international de Londres. 1881.

degré sur le développement de l'os en longueur ; elle l'arrête
pour toujours au niveau du point réséqué. S'ensuit-il cependant que l'os cesse complètement de grandir ? Il en serait
ainsi certainement si les grands os des membres ne possédaient
qu'un seul cartilage de conjugaison ; mais comme ils en possèdent deux, celui qui reste continue à allonger l'os avec
l'intensité dont il est capable. Seulement il faut se rappeler
que les deux cartilages conjugaux d'un os ne possèdent pas
la même puissance d'ossification l'un que l'autre ; il y en a
toujours un qui est plus actif, et dont l'ablation influera
davantage sur le raccourcissement après la résection. M. Ollier a pu cependant constater chez les animaux la reconstitution temporaire d'un cartilage de conjugaison et la persistance d'une couche cartilagineuse entre les noyaux de réossification épiphysaire et la masse diaphysaire de nouvelle
formation, mais il a observé que ce cartilage ne tarde pas à
disparaître très vite en s'ossifiant, et ne sert que très peu à
l'accroissement de l'os en longueur.

« Dans le cas de résection d'une extrémité osseuse, cette
inégalité entre l'os réséqué et l'os sain du côté opposé s'accuse d'autant plus que l'extrémité retranchée prend une
plus grande part à l'accroissement normal de l'os. » (Ollier.)
On pourrait ajouter aussi qu'elle est proportionnellement
plus considérable si la résection a été pratiquée pendant une
période très active de la croissance ; elle s'atténue au fur et à
mesure que l'on considère des individus plus près de l'âge
adulte.

Il y a donc, sous ce rapport, à tenir compte de l'âge de
l'opéré et de la valeur ossifiante du cartilage conjugal réséqué ; l'ablation des cartilages qui avoisinent l'articulation du
genou est notamment d'une gravité plus considérable pour
la croissance que celle des cartilages de la hanche et du
cou-de-pied. Inversement au membre supérieur, ce sont les
extrémités éloignées du coude qui prennent la plus grande
part à l'accroissement et, partant, celles dont la résection
influe le plus sur le raccourcissement. Nous verrons du
reste, pour chaque articulation en particulier, les conséquences de ces faits.

Quand, au lieu d'enlever le cartilage de conjugaison, on s'est borné à une résection intra-épiphysaire, même faite à une certaine distance de cet organe, celui-ci continue à fonctionner quand même dans le sens de l'allongement, mais la somme totale de l'os produit est moins considérable. On y observe alors ce qui se voit dans les tumeurs blanches quand la maladie vient atteindre le disque conjugal : l'inflammation ou, si l'on veut, les modifications qui s'y passent accélèrent son ossification et la complètent avant le temps ; d'où un raccourcissement. Le traumatisme opératoire de la résection détermine de même dans le voisinage des phénomènes inflammatoires ; ceux-ci retentissent ou se propagent vers le cartilage de conjugaison et y produisent trop souvent une ossification hâtive.

Ainsi donc, le fait de réséquer une extrémité articulaire produit d'abord un raccourcissement immédiat, puis, si l'opération a été faite chez un individu qui n'a pas encore atteint tout son développement, le raccourcissement se prononce de plus en plus, non pas parce que l'os opéré cesse de s'accroître, mais parce qu'il ne grandit pas autant que l'os du côté sain.

II. — Examinons maintenant l'influence que la résection peut avoir sur la nutrition générale du membre.

Cette influence peut s'exercer dans deux sens bien différents selon les cas : tantôt elle détermine la dystrophie du membre, tantôt au contraire elle excite sa vitalité qui languissait par le fait de la maladie.

« Si la destruction d'un cartilage de conjugaison, dit M. Ollier (1), est la principale cause de l'arrêt d'accroissement en longueur, elle n'est pas la seule. On constate toujours après les diverses mutilations portant sur la longueur d'un os un certain arrêt de développement, et, en dehors des mutilations, il est des causes multiples qui peuvent empêcher un os d'acquérir la longueur normale qu'il devrait atteindre par le développement régulier de ses cartilages de conjugaison.

Dans nos recherches sur l'accroissement normal et patho-

(1) Ollier, *Résection de la hanche*, in *Revue de chirurgie*, 1881.

logique des os, nous avons cherché à faire la part de ces diverses influences : immobilité, inactivité fonctionnelle, lésion des centres nerveux, suppuration des articulations limitantes, et nous avons montré qu'elles pouvaient amener des arrêts d'accroissement considérables, aussi grands même que la lésion propre du cartilage de conjugaison, mais que ces arrêts d'accroissement, différant par leur mécanisme du précédent, présentaient en outre des caractères anatomiques propres qui permettaient de les reconnaître dans les cas complexes.

Le caractère le plus important consiste dans la forme et la structure de l'os. Un os atrophié par inactivité fonctionnelle ou par lésion des centres nerveux est réduit dans son ensemble, dans tous ses diamètres, mais il conserve à peu de chose près ses proportions physiologiques, sauf des saillies moins prononcées et des courbures moins accusées. La substance compacte est plus mince et plus friable ; la substance spongieuse plus aréolaire et remplie d'une moelle pâle, jaune et moins vasculaire (ostéoporose atrophique), qui peut être remplacée par une moelle rouge, très vasculaire lorsque l'inflammation s'ajoute à l'immobilité.

Par contre, les os arrêtés dans leur développement par l'excision de leur cartilage de conjugaison sont plus gros, plus épais que les os sains ; ils sont plus courts puisque leurs matériaux d'accroissement ont été détruits ; mais ils continuent à grossir, parce que le périoste, organe de l'accroissement en épaisseur, a été conservé et que les propriétés végétatives des éléments de la couche ostéogène ont été excitées par l'irritation traumatique résultant de l'opération. »

Pour M. Ollier, les lésions trophiques qui résultent si souvent des ostéo-arthrites spontanées, peuvent être aussi le fait de la résection et se combiner avec les phénomènes de raccourcissement et d'épaississement propres à cette dernière, d'où la difficulté, après les résections pathologiques, de reconnaître ce qui appartient au processus morbide et à l'opération dirigée contre lui.

D'autre part, dans l'appréciation du raccourcissement des membres, il importe de tenir compte du phénomène d'allon-

gement atrophique que l'on voit survenir d'une façon temporaire à la suite des résections, dans les os du membre qui
n'ont pas été directement intéressés par l'opération. A la
suite d'une excision de la tête du fémur, par exemple, le
tibia correspondant peut s'allonger de un centimètre et compenser ainsi momentanément le déficit opératoire. (Ollier.)

Ces modifications dans le squelette sont-elles la conséquence de l'immobilisation consécutive à la résection ou bien
reconnaissent-elles pour cause des névrites osseuses et articulaires agissant par action réflexe sur les nerfs trophiques
du membre? Il est souvent difficile de se prononcer à cet
égard. Quand les altérations nutritives se produisent lentement, c'est probablement à la perte d'activité fonctionnelle
seule qu'il faut les attribuer; mais si au contraire elles surviennent en quelques jours, il conviendra plutôt d'invoquer
l'intervention de ces atrophies réflexes sur lesquelles
MM. Vulpian, Lefort et Valtat ont particulièrement insisté.

Pour Julius Wolf ces trophonévroses ne sont pas le fait de
la résection; elles existent bien avant l'intervention opératoire; elles résultent de l'inflammation dans les cas d'arthrites,
des blessures des nerfs dans les cas de traumatisme, et elles
exercent une influence souveraine sur le résultat définitif
fonctionnel de la résection : cette influence primerait pour lui
celle des méthodes opératoires et des soins consécutifs. L'insuccès fonctionnel serait à prévoir quand on constate au
membre opéré la sécheresse de la peau, la desquamation furfuracée de l'épiderme, l'épaississement et le gonflement œdé-
mateux du tissu cellulaire, la disparition des plis cutanés et
surtout une rougeur et un lustre tout particulier du tégument. Wolf ajoute également que le pigment est moins abondant; les poils sont longs, grêles et décolorés; les ongles
épaissis, secs et cassants, formant griffe dans certains cas,
présentant des sillons plus ou moins profonds, et offrant
moins de transparence qu'à l'état normal. Les glandes sudo-
ripares sont souvent augmentées en nombre (?) et parfois
sécrètent un liquide anormal.

Ce sont là évidemment des dystrophies qu'on rencontre
dans une foule de lésions osseuses ou articulaires, et elles

ont sans contredit une grande analogie avec celles qui suivent les lésions des nerfs. Toutefois Loosen (1) ne les considère pas comme étant nécessairement ici d'origine nerveuse. Pour lui, c'est surtout à l'immobilisation prolongée qu'il faut les rapporter. « Si l'on songe de quelle importance est l'activité musculaire pour le retour du sang veineux et de la lymphe vers les centres, on comprendra que l'inactivité des muscles porte atteinte à la nutrition de la peau par la stase des liquides superflus ou inutiles. L'excès des matières nutritives se manifeste par l'épaississement de la peau, par l'œdème, l'épaississement et la croissance anormale des ongles, l'hypersécrétion de la sueur ; le retour insuffisant des matières déjà comburées dans l'économie amène des altérations spéciales de nutrition telles que la disparition du pigment, la fragilité des ongles, l'exfoliation furfuracée, la sécheresse anormale de l'épiderme, etc. » Cet auteur admet encore l'influence de la compression exercée par les appareils, et il fait remarquer que Wolf a surtout constaté ces dystrophies dans les cas de résections traumatiques suivies de la formation de membres ballottants passifs.

Quoi qu'il en soit de la pathogénie de ces lésions de nutrition, elles constituent, sans contredit, un état des plus fâcheux pour les membres opérés ; nous n'y insistons pas davantage, mais nous ferons remarquer, avec Loosen, qu'elles sont surtout fréquentes à la suite des traumatismes qui ont compromis l'intégrité des nerfs importants qui avoisinent les articulations.

La résection appliquée aux cas pathologiques trouve souvent les lésions de nutrition déjà établies dans les membres ; elle ne peut donc pas alors être incriminée. On doit même reconnaître qu'elle exerce souvent une influence salutaire en hâtant la guérison des arthropathies qui est toujours si lente à obtenir par la conservation. C'est ce qui a fait préconiser la résection hâtive dans les cas où les désordres, étant très étendus, ne permettent pas d'attendre de bons résultats de la méthode expectante. « En attendant, dit M. Ollier, on

____

(1) *Loc. cit.*

laisse non seulement s'épuiser les forces, mais les membres s'atrophier de plus en plus, par suite des troubles de nutrition qui accompagnent les désordres articulaires. C'est même dans les cas de ce genre que la résection, en tarissant la suppuration et en mettant le membre à même de fonctionner, favorise indirectement l'accroissement du membre. » L'exercice auquel peut alors se livrer le malade favorise la circulation, rend aux muscles leur volume et leur puissance, et permet une reconstitution plus facile de l'état général souvent si compromis.

CHAPITRE II

RÉSULTATS ÉLOIGNÉS DES RÉSECTIONS DES GRANDES ARTICULATIONS SUR L'ÉTAT GÉNÉRAL

Cette étude comporte l'examen de la valeur médicale des résections. Elle doit nous montrer par conséquent si ces opérations, en supprimant la maladie locale, exercent une action quelconque sur les états diathésiques dont les affections articulaires ne sont que trop souvent des manifestations.

Nous n'avons donc pas à tenir compte ici des résections traumatiques; celles-ci se comportent, tant que dure la cicatrisation du foyer opératoire, comme toutes les grandes plaies chirurgicales, et, une fois guéries, ne peuvent plus avoir la moindre influence sur la santé générale, qu'elles ont plus ou moins troublée momentanément.

D'autre part, nous éliminons celles qui, tout en méritant le nom de pathologiques, sont dirigées contre une ankylose, que les opérés soient diathésiques ou non, car alors elles se comportent comme les autres opérations sanglantes entreprises dans les mêmes circonstances. Nous ne pouvons que renvoyer, sous ce rapport, aux discussions qui ont eu lieu dans ces derniers temps au sein de diverses sociétés savantes, principalement à la Société de chirurgie : on y trouvera le résumé des idées qui tendent à se faire jour dans la science sur ces questions délicates.

Enfin, il nous paraît nécessaire aussi d'écarter du débat les résections qui ont pour but l'ablation d'une tumeur osseuse (ostéosarcôme, tumeurs ostéoïdes, cancers des os), car si l'opé-ration est alors suivie de récidive locale, de généralisation ou de guérison radicale, ce n'est pas un résultat différent de ceux que l'on observe à la suite de l'ablation de tumeurs

analogues en n'importe quelle autre partie du corps. Ces
faits ont beaucoup plus directement trait à la pathologie des
néoplasmes osseux qu'à l'histoire des résections.

Nous circonscrirons donc la discussion dans les limites de
cette grande catégorie d'affections chroniques articulaires,
que l'on range en clinique sous le nom de tumeurs blanches;
mais cependant, avant d'aborder ce sujet, il nous paraît
nécessaire d'envisager l'influence de la résection sur l'état
général, quand elle s'adresse à une affection inflammatoire
aiguë des épiphyses articulaires reconnaissant pour cause le
traumatisme chez un individu non diathésique. — Les douleurs vives qui tourmentent alors les malades, l'arthrite suppurée quand elle survient, l'écoulement souvent considérable
de pus par des fistules articulaires ou osseuses et, par-dessus
tout, la prolongation de ces accidents, peuvent conduire le
malade à un état voisin du marasme. Sans doute, une amputation pratiquée dans ces conditions peut améliorer plus
rapidement l'état général que la résection, mais lorsque celle-
ci est possible, elle conduit également à la reconstitution de la
santé, et par la suppression d'un foyer de suppuration pré-
vient ces dégénérescenses graisseuses ou amyloïdes du foie
et des reins que l'on voit survenir chez les individus affaiblis
par de longues suppurations.

Ces réserves faites, il est nécessaire, pour apprécier les
résultats éloignés généraux des résections articulaires à la
suite de tumeurs blanches, de reprendre la question d'un peu
haut et de rappeler ce que les pathologistes modernes
entendent par tumeurs blanches.

Dans une discussion qui eut lieu le 7 juin dernier à la
Société de chirurgie, à propos d'une communication de
M. Sée sur le traitement des fongosités articulaires, M. Verneuil dit ceci : « Ce serait faire une étrange confusion, que
de considérer toutes les fongosités comme étant de même
nature. On doit en distinguer trois espèces : 1° celles qui
se développent dans la synovite rhumatismale chronique;
2° celles à la suite desquelles on rencontre un grand nombre
de granulations tuberculeuses; enfin, celles qui sont symptomatiques d'une lésion osseuse, et qui sont en tout sem-

blables à celles qui entourent un séquestre au milieu d'un os.

Cette distinction a une importance pratique de premier ordre. En effet, lorsqu'il y a des tubercules disséminés dans une synoviale, toute thérapeutique locale est presque impuissante, la résection elle-même est insuffisante ; on peut réséquer le coude, réséquer le genou, bientôt les fongosités nouvelles apparaîtront et ne tarderont pas à prendre un développement excessif : il faudra amputer.

Heureusement, toutes les fongosités ne sont pas tuberculeuses ; dans le rhumatisme, la compression plus ou moins prolongée réussit à les faire disparaître, et jamais on ne doit réséquer ni amputer dans les arthrites fongueuses de cette nature.

Lorsque les fongosités sont symptomatiques d'ostéite, on a dit qu'il fallait enlever non seulement l'os malade, mais encore les fongosités en excisant la synoviale. C'est compliquer bien inutilement l'opération, car dès que la lésion osseuse a été enlevée, les fongosités disparaissent d'elles-mêmes. » M. Verneuil rappelle ensuite les succès obtenus par M. Ollier de cette façon, et s'élève contre la tendance de M. Sée à considérer toute fongosité comme étant de nature tuberculeuse ; suivant lui, la distinction est d'autant plus nécessaire, qu'il faut dans le rhumatisme ne pas intervenir, dans l'ostéite, attaquer simultanément la lésion osseuse, dans le tubercule, rejeter toute demi-mesure, se résoudre à l'amputation.

Pour M. Lannelongue, il ne reconnaît que deux variétés de fongosités : l'une tuberculeuse, dont la caractéristique est le nodule tuberculeux ; l'autre la fongosité simple ; celle-ci est purement inflammatoire et a pour type le bourgeon charnu, c'est le tissu embryonnaire plus ou moins développé, sans trace de tubercules ; il admet que parmi ces dernières il puisse y en avoir de rhumatismales, et peut-être d'autres variétés cliniques.

Dans la séance du 24 juin suivant, M. Lannelongue, revenant sur ces questions, fait ressortir toute l'importance qu'il y a à bien connaître la nature du tissu de fongosités ; il met en parallèle ce qui se passe dans celles qui entourent un séquestre de nécrose d'une part, et celles qui sont de nature tuberculeuse. Les premières n'ont aucune tendance envahissante, elles ont le caractère d'un tissu inflammatoire et temporaire, disparaissent promptement après l'extraction du séquestre, et leur tissu devient un tissu de cicatrice ; leur inoculation à un animal, faite dans de bonnes conditions, ne décèle aucune trace de virulence.

« Dans les fongosités de la seconde variété, la cause génératrice du processus inflammatoire est un agent virulent dont on discute encore la provenance et la nature, car les recherches tout à fait récentes de Koch n'ont pas encore reçu une consécration définitive. Quel qu'il soit d'ailleurs, cet agent n'en révèle pas moins son influence locale par l'apparition d'un fait nouveau au sein des fongosités ; ce fait, reconnaissable souvent à l'œil nu et indéniable en tout cas avec l'aide du microscope, est le nodule ou la nodosité tuberculeuse. Les caractères de ce nodule sont aujourd'hui trop bien connus pour que je veuille les rappeler : ce qu'il importe de savoir, c'est qu'il agit désormais comme un corps irritant ; là où il apparaît, se développe une néo-formation inflammatoire, véritable fongosité qui s'étend dans le tissu envahi ; ce qu'il faut en savoir surtout, c'est que la nodosité tuberculeuse, étant un produit spécifique et virulent, infecte à son tour les surfaces et les régions voisines du point où elle a paru. » — M. Lannelongue montre ensuite l'influence du ramollissement caséeux de ces tubercules. Pour lui, les liquides produits par cette fonte tuberculeuse diffusent dans les tissus, y déposent les principes infectieux dont ils sont chargés et y développent une éruption miliaire nouvelle ; les fongosités tuberculeuses peuvent de cette façon devenir une source d'infection pour l'économie tout entière.

Ainsi donc, pour M. Verneuil, comme pour M. Sée, comme pour M. Lannelongue, il y a deux grandes variétés de fongosités articulaires. Les unes tuberculeuses ; les autres non tuberculeuses, et tantôt simplement inflammatoires, tantôt rhumatismales (Verneuil).

D'autre part, le point de départ des fongosités dans les tumeurs blanches est diversement apprécié. Pour Volkmann et les auteurs allemands aujourd'hui, la tumeur blanche est presque toujours la conséquence d'une ostéite tuberculeuse épiphysaire (1) : « Les processus fongueux diffus, soit de la capsule, soit des os, n'ont, dans la plupart des cas, qu'une signification secondaire, et sont tantôt les conséquences d'une infection, tantôt des inflammations réactionnelles, réparatrices ou même destructives. » Pour lui, les arthrites fongueuses ne débutent pas d'habitude sous forme d'arthrite, ce sont d'abord des ostéopathies tuberculeuses que le hasard porte vers la jointure : elles y déterminent la production de granulations miliaires spécifiques confluentes qui se ramollissent, se propagent de proche en proche et déterminent une inflammation extrêmement rebelle.

M. Lannelongue est moins exclusif, et s'il reconnaît que les ostéo-arthrites fongueuses sont souvent tuberculeuses, il admet cependant d'une manière générale que « toute arthrite suppurative sera suivie du développement de fongosités, si l'affection a une certaine durée. A ce titre, l'arthrite traumatique qui se prolonge en prenant une forme chronique est accompagnée d'un développement parfois considérable de granulations fongueuses. Les fongosités, ainsi que les métamorphoses que subissent en même temps les parties constituantes de la jointure, conduisent souvent à une destruction très étendue de l'articulation; mais alors le rôle prépondérant est dévolu à l'inflammation chronique de la synoviale, qui se trouve favorisée et entretenue par une série de causes sur lesquelles je n'ai pas à m'arrêter. » M. Lannelongue rapproche sous ce rapport, de l'arthrite traumatique, celles qui surviennent après l'ostéite épiphysaire, l'ostéomyélite, après des maladies infectieuses comme la fièvre puerpérale, la pyohémie, la morve, la scarlatine, la rougeole, la variole, la blennorrhagie ou des maladies bien moins déterminées, telles que le rhumatisme articulaire aigu et chronique, l'ataxie locomotrice. Dans tous ces cas les fongosités sont d'ordre purement inflammatoire et ne possèdent aucune propriété spécifique, mais n'en sont pas moins capables de compro-

(1) Volkmann, *Nature et signification des arthrites fongueuses*, in *Sammlung Klin. Vortræge*, nᵒˢ 168-169. Leipzig, 1879.

mettre une articulation au point d'en détruire toutes les connexions.

D'après les données que nous venons d'exposer, il semble facile de distinguer, au lit du malade, les arthrites tuberculeuses des arthrites fongueuses d'origine inflammatoire, l'évolution des accidents débutant le plus souvent dans l'os pour les premières, dans l'article pour les secondes ; mais il n'en est rien, car il n'est pas toujours possible d'apprendre des malades quel a été le siège primitif de leur maladie, et de plus, en supposant que l'on soit toujours exactement renseigné sous ce rapport, il faudrait encore tenir compte d'une cause d'erreur importante, dont nous allons chercher à faire ressortir la valeur.

On sait que la diathèse scrofuleuse affecte souvent une forme bénigne et fugitive dont les manifestations ne se montrent que dans l'enfance et s'évanouissent pour toujours quand arrive l'adolescence : « Dès lors, dit M. Grancher (1), la santé sera parfaite, et la vie entière s'écoulera sans aucune manifestation qui rappelle de près ou de loin les accidents de la première ou de la seconde enfance. Les individus restent naturellement sujets pendant un assez long temps et peut-être pendant toute leur vie à des retours offensifs du mal ; mais le développement et la transformation physique qui se produisent à la puberté, d'une part ; d'autre part, les bonnes conditions hygiéniques, l'absence de cause nouvelle propre à réveiller la scrofule, font que la vie s'écoule sans qu'un nouvel accident de nature scrofuleuse apparaisse. » Mais il faut pour cela de bonnes conditions hygiéniques et l'absence de causes nouvelles : les individus ne peuvent pas être considérés comme guéris, ils restent en puissance de diathèse.

Or ces scrofuleux non manifestants peuvent être atteints d'une de ces arthrites auxquelles M. Lannelongue reconnaît la propriété d'engendrer la fongosité inflammatoire ; le fait n'a pas besoin de démonstration, il tombe sous le sens commun. Que deviendra chez eux la fongosité ? Sera-t-elle inflam-

(1) Art. *Scrofule* du *Dict. encycl. des sciences méd.*

matoire purement et simplement, ou bien production scrofuleuse d'emblée ? ou bien encore, est-il possible que, primitivement inflammatoire, elle devienne peu à peu scrofuleuse ?
« Certaines inflammations sont franches, d'autres sont scrofuleuses, d'autres tuberculeuses, dit M. Grancher (*loc. cit.*),
et la distinction s'établit pour les unes et les autres sur un
ensemble de caractères et non sur un critérium unique.
Mais souvent un processus inflammatoire réalise quelques-
uns des caractères propres à chacun de ces trois états, c'est
alors une inflammation mixte, qui peut par exemple débuter
comme une inflammation simple, marcher comme une inflammation scrofuleuse et finir par la tuberculose. »

D'autre part, scrofule et tuberculose sont très étroitement
liées ; quand un scrofuleux prendra une de ces arthrites dont
nous venons de parler, elle ne sera pas nécessairement au
début de nature tuberculeuse, mais elle pourra le devenir dans
la suite, sans qu'on puisse saisir la transition. Il en résulte
donc qu'on ne peut pas se baser absolument sur le point de
départ d'une tumeur blanche pour affirmer qu'elle est ou n'est
pas tuberculeuse. On comprend en effet facilement que, chez
un individu prédisposé, l'affaiblissement causé par la maladie
qui a déterminé l'arthrite, par la suppuration prolongée
osseuse, par les douleurs, l'absence de sommeil, l'insuffisance
d'exercice, etc., puisse rendre toute son énergie à la diathèse
scrofuleuse assoupie jusque-là.

Nous avons tenu à rappeler tous ces faits, parce qu'il
importe au plus haut degré, si l'on veut apprécier l'influence
des résections pathologiques sur l'état général, de savoir
exactement dans quelles circonstances elles ont été pratiquées.
Or, si nous pouvons dès maintenant admettre deux variétés
de tumeurs blanches à résections, en sachant bien que l'une
d'elles est d'emblée tuberculeuse, et que l'autre, primitivement inflammatoire, peut à un moment donné devenir tuberculeuse, nous sommes obligé de reconnaître que le diagnostic
n'en est pas toujours facile. C'est là une première difficulté ;
elle est impossible à surmonter, car les chirurgiens qui adoptent ces formes de tumeurs blanches en théorie, et qui
devraient par conséquent avoir une dénomination particu-

lière à chacune d'elles dans leurs observations, continuent à les désigner toutes de la même manière.

Une seconde difficulté se rencontre avec les chirurgiens qui n'admettent que des tumeurs blanches tuberculeuses, des ostéo-arthrites tuberculeuses, comme ils les appellent; enfin il y a des chirurgiens qui distinguent les tumeurs blanches en tumeurs blanches simples et en tumeurs blanches chez les tuberculeux, sans s'inquiéter si la lésion locale peut être tuberculeuse avant le développement de tubercules dans les organes internes. De ce nombre est M. Desprès. Si l'on tient compte de ces divergences, on comprendra combien la statistique en pareille matière devient chose illusoire. « Pour s'entendre, il faut avant tout bien poser la question et surtout ne pas mettre en parallèle des cas qui ne sont pas comparables. C'est parce qu'on a voulu comparer des faits complètement différents par les circonstances dans lesquelles ils avaient été observés que la solution du problème a été obscurcie ou rendue impossible. De là l'inconvénient des statistiques reposant sur un grand nombre de faits venus de toutes parts et qui n'avaient de commun que le titre sous lequel on les avait publiés. Ces statistiques encombrent déjà la science et sont plus nuisibles qu'utiles; il ne faut pas les rejeter, sans doute, car elles ont, malgré leurs inconvénients, un certain degré d'utilité; mais il ne faut les accepter que sous bénéfice d'inventaire » (Ollier).

D'autre part, il faut aussi tenir compte des idées qui règnent encore relativement à la marche du tubercule. Pour les uns la tuberculose est une affection spécifique, virulente, susceptible de se généraliser et de déterminer l'infection dès qu'elle s'est implantée sur un point de l'organisme; elle peut être primitivement localisée aux os, aux synoviales tendineuses ou articulaires, ou bien dans les organes internes. Quand elle siège d'abord sur un organe accessible à l'intervention chirurgicale, l'ablation de cet organe et des tissus où pullule l'agent infectieux peut, selon eux, préserver l'organisme de l'infection ultérieure, tandis que la temporisation doit amener fatalement la généralisation. A côté de ceux-ci il y a d'autres chirurgiens qui reconnaissent la même nature à la tuberculose, mais qui admettent sa curabilité spontanée. Ils citent l'exemple non seulement de ces poumons dans les sommets desquels on trouve des cicatrices de tubercules guéris, mais encore de ces tumeurs blanches susceptibles de guérison spontanée chez les enfants mis dans de bonnes conditions d'hygiène et d'immobilisation. M. Ollier est de ce nombre. Pour lui, « l'affection tuberculeuse des os et des articulations sévit durant toute l'enfance et la jeunesse, mais ici, bien que l'ablation de toutes les parties malades paraisse théoriquement le meilleur moyen de guérison, on obtient de très beaux succès par l'expectation, tant sont énergiques les tendances réparatrices de la nature, surtout lorsqu'on peut les aider par toutes les ressources combinées de l'hygiène et d'une thérapeutique rationnelle. Parmi ces ressources qu'on ne peut malheureusement procurer qu'à un petit nombre d'individus, je citerai le séjour sur les bords de la Méditerranée et les bains de mer. La rénovation organique qui s'opère sous l'influence d'une atmosphère maritime change bientôt l'aspect misérable des enfants scrofuleux lorsque leurs organes internes ne sont pas altérés. Cet effet se produit rapidement sur ces sujets étiolés qui pullulent dans les quartiers pauvres des grandes villes. On les voit prendre du teint et de l'embonpoint, et des articulations fongueuses et criblées de fistules ne tardent pas à se cicatriser. C'est là un des meilleurs arguments en faveur de la curabilité de la tuberculose, de la tuberculose du jeune âge en particulier. »

Enfin reste une troisième catégorie de chirurgiens, ceux qui admettent qu'à côté des ostéo-arthrites tuberculeuses, il y en a de simplement scrofuleuses ou inflammatoires. Pour eux la tuberculose est incurable, elle est affaire de constitution, et de ce que vous en supprimez une manifestation locale comme peut l'être la tumeur blanche, vous ne guérissez pas pour cela la maladie générale, qui continue à tenir le malade en sa puissance, et se manifestera ultérieurement soit sur une autre articulation, soit dans les organes internes. Tout au contraire, si la résection se fait pour une ostéo-arthrite scrofuleuse ou inflammatoire, l'économie, un instant débilitée par cette maladie, débarrassée par l'opération de la cause d'affaiblissement, reprendra de la vigueur et sera soustraite aux dangers de la transformation de la diathèse scrofuleuse en diathèse tuberculeuse. Mais pour eux, tant que l'on peut maintenir l'économie en bon état par des soins appropriés à la lésion locale et à la constitution, il n'y a pas lieu d'intervenir activement ; c'est le cas des tumeurs blanches qui ne suppurent pas et ne retentissent pas sur l'état général. Tout au contraire, dès que ces malades se mettent à faiblir et à suppurer, il faut craindre ou la transformation de l'affection locale en affection tuberculeuse, ou l'apparition de la tuberculose dans les organes internes ; il faut intervenir, non pas dans l'intention de supprimer un foyer virulent capable d'inoculer le virus tuberculeux à toute l'économie, mais pour débarrasser cette dernière d'une cause d'affaiblissement susceptible de donner prise à la tuberculose.

Les divergences, on le voit, portent à la fois sur des questions de doctrine et sur des questions de pratique ; ceux qui admettent que la tumeur blanche est presque toujours tuberculeuse et qui adoptent en même temps la nature infectieuse du tubercule, interviennent de bonne heure ; ils font la résection le plus tôt possible : c'est la pratique habituellement suivie de nos jours en Allemagne ainsi qu'en Angleterre par un grand nombre de chirurgiens du moins. Ceux pour qui l'arthrite fongueuse reconnaît une double origine et pour lesquels la tuberculose, n'étant pas infectieuse, est cependant un état diathésique curable, adoptent le principe de la conservation : beaucoup de chirurgiens en France se comportent de cette manière. Enfin, M. Ollier, qui admet à la fois l'origine fréquemment tuberculeuse des tumeurs blanches, la doctrine infectieuse de la tuberculose, la curabilité naturelle de cette affection dans certaines conditions, et sa curabilité artificielle par l'extirpation des foyers de localisation, préconise une thérapeutique mixte. « Si les fongosités des arthrites et ostéo-arthrites chroniques, dit-il, donnaient lieu fatalement, chez les enfants, à la généralisation de la tuberculose, on devrait se hâter de réséquer et même souvent d'amputer le membre ; mais il n'en est pas heureusement ainsi, et la plupart des arthrites fongueuses suppurées arrivent à se cicatriser chez

les enfants, lorsqu'elles ne sont pas précédées ou accompagnées de lésions tuberculeuses internes. Une arthrite fongueuse est sans doute une source d'infection générale, mais
elle est aussi la manifestation d'un état diathésique antérieur
à l'évolution du produit tuberculeux.

Sans cette double notion étiologique de la tuberculose, il
est impossible de se rendre compte de la marche de cette
maladie. En ne tenant compte que de l'infection qui a sa
source dans l'arthrite fongueuse, on est porté à accorder trop
de confiance au traitement local qui a pour but de supprimer
le foyer infectieux, et on attribue à la résection hâtive une
influence curative que l'avenir dément malheureusement
dans beaucoup de cas. Il ne faut pas oublier en effet que
toute arthrite ou ostéo-arthrite développée spontanément
chez un enfant ou un adolescent doit inspirer les plus grandes
craintes pour la santé future. La phtisie pulmonaire fera dans
l'avenir de nombreuses victimes dans cette catégorie de sujets.

D'autre part, en ne voyant que l'état diathésique, on s'en-
dort sur les dangers de la lésion locale, et on laisse le poison
tuberculeux infecter par sa résorption les divers systèmes
organiques, surtout quand on n'a pas soin de l'annihiler par la
destruction des fongosités au moyen du fer rouge ou des
divers caustiques chimiques (1). »

Donc, les uns résèquent les articulations ou raclent les
fongosités dans tous les cas, et ils ont des succès qu'ils attri-
buent à leur intervention. Les autres temporisent toujours
au début, et s'ils interviennent à la fin, c'est surtout par
l'amputation, pour supprimer rapidement un foyer de suppuration, une cause d'affaiblissement par conséquent : rarement
ils résèquent ; leurs succès sont des arguments qu'ils invo-
quent pour infirmer la valeur thérapeutique des résections
pathologiques. Enfin d'autres, à la tête desquels se trouve
en France M. Ollier, temporisent au début, surtout chez les
enfants, mais résèquent dès que l'évolution des accidents
locaux leur fait craindre la transformation tuberculeuse des
fongosités.

(1) Ollier, *Congrès médical international de Londres*, 1881.

Nous n'avons parlé jusqu'ici que des cas dans lesquels il n'y a pas d'autre lésion organique que la tumeur blanche. Mais à côté de ceux-là il y en a d'autres où l'évolution de l'ostéo-arthrite se fait parallèlement à l'évolution d'une affection tuberculeuse des poumons, des organes abdominaux, ou encore des organes génito-urinaires. Le plus grand nombre des chirurgiens, dans ces cas, hésite à intervenir quand les lésions internes sont avancées ; ils laissent mourir leurs malades après les avoir ou non amputés, mais ils résèquent peu, ou du moins rarement. Quand il n'y a que peu de lésions pulmonaires, si ces lésions sont survenues à la suite d'une tuberculose externe chez un individu prédisposé, certains pensent que l'on peut réséquer. « Ici, la résection supprimant la lésion locale, l'état général en bénéficie, et on a observé souvent la rétrocession, sinon la guérison complète de la lésion viscérale (1). »

En présence de toutes ces divergences de pratique ou d'opinion une question se présente, qui, si elle était résolue, pourrait trancher le différend : peut-on, dans l'état actuel de la science, affirmer que l'ablation d'un foyer tuberculeux met pour toujours à l'abri d'une nouvelle invasion de la tuberculose? Peut-on dire, d'autre part, que, si l'on ne supprime pas ce foyer, l'infection se fera nécessairement?

Examinons d'abord la première partie du problème. S'il est un fait bien démontré aujourd'hui, c'est la nature tuberculeuse d'un certain nombre de lésions que l'on regardait autrefois comme des manifestations d'un état constitutionnel voisin de la tuberculose au point de vue pathogénique, je veux parler de la scrofule : ainsi en est-il de certaines adénopathies, des abcès froids, des synovites fongueuses chroniques, etc., Il est bien démontré aussi que les nouvelles méthodes de traitement appliquées à ces lésions (curage, raclage, etc.) ont sur elles une efficacité incontestable que n'avaient pas à beaucoup près les anciennes ; on les guérit aujourd'hui vite et bien si l'on prend soin d'enlever tout le tissu malade. Mais, en revanche, il est incontestable qu'un individu, ainsi guéri une

____

(1) Métral, *Th. de Lyon*, 1882.

Bar.   5 première fois d'une affection de ce genre, peut, et le cas n'est pas rare, voir se développer ultérieurement, en d'autres points de son organisme, à des intervalles de temps plus ou moins éloignés, des accidents analogues justiciables de la même intervention, mais avec cette différence toutefois que l'intervention peut revêtir une gravité opératoire de plus en plus considérable, si les manifestations tuberculeuses se font sur des organes de plus en plus importants : finalement l'individu succombe à une tuberculose interne, après avoir échappé à toutes ces tuberculisations externes. Conclusion : l'ablation d'un foyer tuberculeux ne met nécessairement pas à l'abri d'une nouvelle invasion.

En second lieu, il est admis, et nous le tenons pour démontré, d'accord en cela avec beaucoup de cliniciens, que l'on trouve assez fréquemment dans le sommet des poumons d'individus morts par toute autre cause que la tuberculose, des cicatrices de tubercules guéris spontanément; c'est la preuve en un mot que certaines manifestations de la tuberculose peuvent disparaître spontanément sans aucune intervention. De cet exemple nous pourrions en rapprocher d'autres tirés des manifestations extérieures de la tuberculose; mais comme il est rare que celles-ci aient évolué sans être l'objet d'un traitement, si insignifiant fût-il, nous les laissons de côté, et nous nous croyons autorisé à conclure que l'expectation adressée à un foyer tuberculeux n'expose pas fatalement à une infection générale.

Si l'on réunit ces deux conclusions, et si on les met en regard de la doctrine de la virulence du tubercule qui tend à prévaloir aujourd'hui, on arrivera forcément à reconnaître une influence prépondérante au terrain sur lequel le virus a été semé. « La tuberculose, dit M. Chauveau, est précisément une de ces maladies infectieuses où la préparation du terrain par des causes accessoires favorise singulièrement le développement du germe. Cette influence du terrain s'observe d'ailleurs dans des cas où la virulence des germes est bien autrement active et dangereuse, comme celui de la septicémie gangréneuse, par exemple. Dans ces cas et dans beaucoup d'autres il est extrêmement facile de démontrer, par des expériences de laboratoire, que les causes extérieures à l'agent spécifique exercent la plus énergique action sur les effets de cet agent lui-même, comme dans les matras à culture d'imperceptibles modifications chimiques font apparaître ou disparaître la fécondité (1). »

Ces doctrines sont certainement de nature à jeter un grand jour sur la pathogénie de la tuberculose articulaire. En combinant ces deux facteurs, agent virulent et terrain propice, nous comprenons mieux qu'autrefois l'action de l'hérédité, l'influence de la scrofude, si tant est que celle-ci soit une maladie à conserver, et l'importance de toutes les causes de débilitation qui ont de tout temps été considérées comme susceptibles d'engendrer la tuberculose, par exemple la misère, les suppurations de longue durée, etc. Tous ces facteurs agissent en préparant le terrain. Une organisation primitivement stérile, impropre au développement, à la culture de l'agent infectieux, peut à un moment donné devenir fertile et se laisser envahir. Le virus s'y développera plus ou moins rapidement selon le degré de fertilité du terrain, et prendra définitivement possession du sol, si rien ne vient s'y opposer ; mais il peut rencontrer divers obstacles à ces tentatives d'invasion, entre autres le retour spontané du terrain à l'état stérile sous l'influence d'une amélioration dans la constitution (guérison spontanée des tubercules pulmonaires). Si, au contraire, l'organisme est primitivement fertile (hérédité, scrofule), l'agent infectieux aura beau jeu dans la lutte qui s'établit entre lui et l'économie ; si vous ne venez pas en aide à cette dernière, il agrandira peu à peu son domaine premier, quel qu'il soit, en déterminant autour de lui des phénomènes inflammatoires favorables à sa progression ; ce faisant, il débilitera de plus en plus l'organisme, surtout s'il s'est fixé sur un organe important, et finalement il remportera la victoire, tantôt par la destruction graduelle du point d'implantation primitif (tuberculose pulmonaire), tantôt par généralisation à d'autres organes, par infection de toute l'économie.

(1) Schmitt, *De la tuberculose expérimentale*. Th. d'agrégation. Paris, 1883.

Il s'ensuit que dans tous les cas il faut venir en aide à l'organisme et que pour le faire efficacement il faut s'adresser à la fois à l'état local et à l'état général ; c'est une indication qui a été saisie pour ainsi dire de tout temps par les cliniciens à propos des tumeurs blanches, seulement les doctrines nouvelles tendent à formuler autrement que jadis la thérapeutique locale. Appliquée aux tumeurs blanches, celle-ci se résume en trois méthodes : 1° l'immobilisation avec ou sans modification des tissus malades ; 2° l'extirpation de ces tissus en cherchant à conserver l'articulation (évidement, curage, résection) ; 3° l'amputation.

De ces trois méthodes, la plus radicale sans contredit, la plus rationnelle également, c'est l'amputation ; non seulement elle supprime le foyer morbide, mais elle a aussi l'avantage, toute question de gravité immédiate mise à part, en guérissant plus rapidement, de permettre à l'individu une reconstitution plus rapide de son organisme. Malheureusement, elle constitue une mutilation irrémédiable.

Après elle vient l'ablation des tissus malades, et spécialement la résection : celle-ci supprime le foyer d'infection, quand elle est complète, ou du moins permet de modifier les tissus malades par les caustiques si cela est encore possible. Bref, faite dans de bonnes conditions, elle a l'avantage, comme nous l'avons montré dans notre premier chapitre, de laisser au malade un membre utile dans la plupart des cas ; seulement elle guérit moins vite, toutes choses égales d'ailleurs, que l'amputation, et ne satisfait pas aussi complètement que cette dernière à l'indication de faire disparaître rapidement toutes les causes de débilitation. Enfin, elle n'est pas toujours possible, car si au cours de son exécution on rencontre « des fongosités en masses épaisses, piquetées de blanc à leur surface, présentant dans leur épaisseur de petits points blanc jaunâtre, si cette altération de la synoviale s'accompagne de lésions étendues et profondes des os, s'il y a déjà un commencement de tuberculose pulmonaire, il vaut mieux renoncer à la résection et se décider immédiatement à l'amputation (1).

(1) Ollier, *Revue mens. de méd. et de chirurgie.* Décembre 1880.

Enfin, restent les tentatives de conservation par l'immobilisation de la jointure aidée ou non de diverses pratiques ; au point de vue théorique, c'est certainement la méthode la moins sûre ; mais, pour la juger comparativement aux deux autres, il faudrait, abstraction faite de la mortalité et en se plaçant uniquement au point de vue de l'évolution tuberculeuse, pouvoir rechercher et mettre en parallèle toutes les circonstances qui ont décidé le chirurgien à intervenir ou à temporiser, établir de nombreuses catégories parmi les faits publiés, et tenir compte enfin des insuccès qui restent dans l'ombre. Cette tâche serait, il nous semble, bien difficile à remplir : nous en avons déjà indiqué les raisons.

Au surplus, nous n'avons à nous occuper que des résections. Dans les pages qui précèdent nous avons étudié leur valeur thérapeutique à un point de vue presque exclusivement théorique, en laissant entrevoir que leur influence sur l'état général consiste surtout dans la suppression de causes d'affaiblissement prédisposant à la tuberculose (ostéo-arthrites fongueuses inflammatoires simples, scrofuleuses, rhumatismales, etc.), ou de foyers d'infection tuberculeuse proprement dits ; nous avons montré qu'elles augmentent ainsi les chances en faveur de l'organisme dans sa lutte contre l'agent infectieux, mais nous avons aussi donné les raisons pour lesquelles nous croyons que leur action ne va pas plus loin.

Il s'agit maintenant de savoir si les faits justifient ou non cette manière de voir. Malheureusement la plupart des opérés ne sont pas suivis assez longtemps ; quand ils survivent à l'opération, ils quittent l'hôpital, guéris de leur plaie opératoire, et à moins de récidive locale ou de réapparition de la maladie sur un point accessible à l'intervention chirurgicale, le chirurgien qui les a opérés ne les revoit plus. Et cependant il serait important, au point de vue qui nous occupe, de les suivre, non pas six mois ou un an, mais trois ou quatre ans et plus. Cette lacune dans l'observation fausse évidemment toutes les statistiques ; tous ceux qui en produisent sont presque unanimes à le déclarer.

Prenons pour exemple la résection du poignet. Elle compromet peu l'existence au point de vue opératoire, et permet par conséquent de mieux apprécier les résultats éloignés. Déjà Folet, dans sa thèse (1867), constatait 14 récidives sur 44 cas, mais on peut, vu cette proportion de récidives, incriminer l'insuffisance des procédés opératoires et dire que la résection n'avait pas été radicale. M. Nepveu, qui vient de publier dans la *Revue de chirurgie* un travail sur la résection pathologique du poignet (mai 1883), résume ainsi ce que prouve l'examen des 60 cas qu'il a pu rassembler : « Bon nombre de résultats définitifs sont restés inconnus, les malades n'ayant pas été suivis pendant un temps suffisant et plusieurs d'entre eux étant donnés comme guéris, alors que la plaie opératoire n'était pas même encore complètement fermée. — Les insuccès thérapeutiques tardifs sont également nombreux, puisqu'on trouve une proportion considérable de morts par tuberculose pulmonaire chez les sujets qui n'ont pas été trop tôt perdus de vue. Plusieurs fois, à la vérité, la réussite a été absolue, l'affection locale a guéri, la santé générale est devenue bonne, mais ces succès brillants ne sont pas très communs : ils atteignent environ le quart des cas, de sorte que, sur quatre résections pathologiques, il faut s'attendre à avoir trois terminaisons funestes, mauvaises ou médiocres. »

Ainsi donc il n'y a qu'un quart de guérisons, et encore n'est-on pas absolument fixé sur la nature exacte des tumeurs blanches qui ont donné ces succès, pas plus qu'on ne sait si la guérison a toujours été définitive au point de vue de la tuberculose. Est-il nécessaire maintenant de fournir d'autres chiffres, de discuter les statistiques que MM. Lefort et Good ont fournies pour la coxalgie, celle du genou par M. Lefort également, celle de M. Ollier pour le coude et la hanche, de Kœnig pour toutes les résections de tuberculose articulaire qu'il a pratiquées, de Sack et de Rydigier, de Volkmann, de Holmes, de Spillmann, de Poinsot, de Bœckel pour toutes les articulations en général ou pour quelques-unes en particulier ? Toutes sont passibles des mêmes reproches ; elles constatent plus souvent du reste des résultats immédiats que des résultats éloignés généraux. Il nous paraît préférable de donner ici des citations qui résument les opinions des différents chirurgiens à propos du sujet qui nous occupe.

Et tout d'abord, tous sont unanimes à reconnaître que les guérisons définitives sont proportionnellement plus nombreuses quand il s'agit d'enfants ou d'individus qui sont encore dans la période de croissance osseuse, tandis qu'elles deviennent beaucoup plus rares après ce temps. Tous aussi reconnaissent une valeur thérapeutique plus grande à la résection pratiquée de bonne heure.

Kœnig, au neuvième congrès de la chirurgie allemande (1880), discutant la statistique qu'il produisait pour juger l'influence de l'antisepsie sur les résections d'articulations tuberculeuses, arrive à conclure, non seulement que le pansement antiseptique n'a pas une grande influence sur les résultats immédiats, mais ne paraît pas non plus en avoir beaucoup sur l'évolution de la tuberculose, car 21 pour 100 de ses opérés survivants étaient devenus tuberculeux quatre ans après la première intervention.

L'année suivante, le même chirurgien (1) combat la tendance que les chirurgiens ont à faire des résections précoces, quand les lésions ne sont pas assez avancées pour avoir amené une désorganisation grave des articulations ; il préfère recourir dans ces cas à la rugination, l'évidement ou le curage, et il insiste sur ce fait qui lui semble prouvé par ses recherches, que le danger de la tuberculose viscérale et généralisée n'est nullement amoindri par la résection d'articulations tuberculeuses.

Il est assez curieux de voir se manifester cette opinion dans un pays où l'on fait beaucoup de résections et de résections hâtives, mais il faut dire aussi qu'elle n'est point partagée par tous les chirurgiens allemands. Nous voyons par exemple Rydigier s'appuyer sur les faits de sa pratique et sur d'autres empruntés à Sack, se baser en même temps sur les opinions de Hueter et de Volkmann, pour affirmer la valeur curative des résections hâtives dans les cas surtout de tuberculoses articulaires primitives. Cet auteur reconnaît toutefois

(1) *Archiv f. Klin. Chirurg*, 1881, p. 882.

la difficulté de faire des statistiques qui ne sont pas personnelles (1).

Loosen, de Heidelberg (2), évite de se prononcer sur cette question délicate.

En Angleterre, Holmes s'élève contre les résections hâtives de la hanche, et prétend qu'elles ne réussissent que là où la conservation bien faite aurait également réussi (3). Du reste, nous voyons s'accuser dans ce pays deux courants en sens inverse, comme en Allemagne : on peut s'en assurer en parcourant les comptes rendus du congrès médical international de Londres de 1881 ; cela tient aux mêmes divergences d'opinion sur la nature de la tumeur blanche. Pour les uns (Bryant, Heath, Marsh) elle est une maladie exclusivement locale, non infectieuse ; pour les autres la maladie locale peut déterminer une infection générale que l'on peut prévenir par une intervention rapide (Croft, Teale, Trèves, Barton).

En France, les opinions, ainsi que nous l'avons montré au début de ce chapitre, tendent à se partager de la même façon, mais on y accorde peut-être une plus grande influence au terrain sur lequel prend naissance la tumeur blanche. « La plupart des ostéo-arthrites (synovites, épiphysites, ostéites juxta-épiphysaires avec invasion consécutive ou simultanée de l'articulation). s'observent, quand elles sont survenues en dehors du traumatisme, sur des sujets dont la constitution est plus ou moins altérée. Elles suivent, précèdent ou accompagnent d'autres inflammations fixées sur d'autres parties du squelette. Elles sont d'autant plus graves et d'autant plus menaçantes au point de vue de la tuberculisation des organes internes, qu'elles surviennent chez des sujets plus âgés. Celles qui se développent pendant la période de croissance et qui ont si souvent pour point de départ la région juxta-épiphysaire, ont plus de tendance à guérir spontanément et guérissent même le plus souvent par ankylose, si le sujet est rationnellement traité et n'est pas sous l'influence

(1) *Deutsche Zeitschrift f. Chirurg*, 1880.
(2) *Handbuch* de Pitha et Billroth, 1882.
(3) *Med. Times and Gaz*. 1877, II, p. 483.

d'une diathèse tuberculeuse, héréditaire ou acquise, déjà manifestée par des troubles des organes internes (1). »

M. Lannelongue tient compte également de l'âge du malade et de l'âge de la lésion articulaire, mais cependant il penche davantage vers l'idée qu'une intervention hâtive est nécessaire pour protéger l'organisme d'une invasion générale. « En terminant, dit-il, qu'il me soit permis de rappeler ce qu'est le mal à son origine : un foyer osseux presque toujours limité, mais en même temps plein de virulence. Là se trouve la vraie cause des désordres qui vont se produire : le foyer primitif, placé dans la profondeur des parties dures, y rencontre une résistance qui fait qu'il se perpétue ; il est pendant ce temps un agent actif d'inoculation, menaçant pour tout ce qui l'entoure, et il transmet de proche en proche sa virulence à tous les tissus. Aussi doit-on désormais, me semble-t-il, élever à la hauteur d'un principe cette conclusion dernière : intervention prompte s'adressant à la fois aux foyers primitifs et aux sources qu'ils ont pu engendrer (2). »

Il ne nous reste plus maintenant qu'à examiner l'influence de la résection sur l'organisme quand celui-ci est atteint de manifestations tuberculeuses à la fois articulaires et pulmonaires. Ici, il y a peu de doutes à avoir sur la nature de la tumeur blanche, et chacun admet que quand une arthropathie de ce genre prend naissance chez un individu qui a déjà des tubercules dans les poumons, cette arthropathie est nécessairement tuberculeuse. De même l'apparition des signes stéthoscopiques de la phtisie pulmonaire au cours d'une tumeur blanche indique manifestement la nature tuberculeuse de cette dernière.

Quelle est dans ces cas l'influence de la résection ? A propos d'une communication récente de M. Verneuil à la Société de chirurgie (3), dans laquelle ce maître, faisant ressortir l'influence du traumatisme sur la marche des diathèses et des propathies, insistait sur la nécessité de bien peser les contre-

---

(1) Ollier, Résection du coude, *Revue de chir.*, 1882, p. 735.
(2) Lannelongue, *Soc. de chirurgie*, 1882, p. 513.
(3) Soc. de chirurgie, 14 février 1883.

indications opératoires et d'évaluer les probabilités thérapeutiques de l'opération avant de l'entreprendre, il s'éleva une discussion fort intéressante : la question de l'intervention opératoire chez les tuberculeux y fut posée en ces termes par M. Trélat (1) : « Lorsque chez un tuberculeux l'une des localisations aggrave l'état général, il faut, si c'est possible, supprimer cette localisation par une opération d'exérèse ; si au contraire ce sont les lésions viscérales qui dominent la scène, il faut s'abstenir de toute opération. » « Pour prouver, dit-il encore, l'heureuse et efficace intervention de la chirurgie chez les tuberculeux, nous n'avons que l'embarras d'un choix très riche. Laissons de côté, après simple mention, les gommes tuberculeuses, les abcès froids tuberculeux, les fistules à l'anus chez les tuberculeux, les tubercules de la langue et du testicule ; prenons des malades du genre de celui par lequel M. Verneuil a ouvert sa communication : on ne saurait trouver de plus forte preuve de l'heureuse influence d'une opération opportune sur l'état général. Bienheureuse amputation de jambe qui, loin d'aggraver l'état antérieur, en efface pour ainsi dire les traces. »

Nous n'avons pas l'intention de multiplier à ce propos les citations, et l'on trouvera facilement dans la lecture des observations de résections des faits analogues à ceux que MM. Verneuil et Trélat ont produits à propos des amputations chez les phtisiques. Ce n'est pas à dire pour cela que ·état du poumon soit, par le fait de l'opération, définitivement guéri ; la marche de la maladie y est seulement enrayée et la survie assurée au malade est plus ou moins considérable. « Le sujet se rétablit au point de vue de la santé générale, prend de l'embonpoint et peut vivre de longues années sans accident. Sans doute on n'est pas toujours aussi heureux ; de nouvelles poussées tuberculeuses peuvent se produire plus tard, mais on a eu au moins une guérison momentanée et on arrête pendant quelques années l'évolution de l'affection diathésique. Plusieurs de mes réséqués, opérés depuis dix et quinze ans, ont de temps en temps des hémoptysies ; mais la

(1) Soc. de chirurgie, 21 mars 1883.

guérison locale s'est maintenue, la suppuration n'a pas reparu dans l'article,. et ils se trouvent par cela même dans d'aussi bonnes conditions que si on leur avait fait l'amputation du bras (il s'agit ici de la résection du coude) (1). »

On trouvera, à propos de la résection du poignet, des observations très concluantes sous ce rapport dans la thèse de Métral (Obs. III, IV et V) (2).

L'application de l'antisepsie aux résections a du reste étendu leurs indications en diminuant la suppuration dont elles étaient le siège autrefois avec les anciennes méthodes de pansement. M. Ollier pense même que grâce à elle on peut faire ce qu'il appelle des opérations de soulagement dans les cas où les malades, souffrant beaucoup de leurs tumeurs blanches, ont en même temps une désorganisation avancée des organes internes qui ne permet pas d'espérer de ce côté une amélioration quelconque. Après la résection les malades cessent de souffrir et bénéficient de cette façon seulement d'une intervention qui, autrefois, eût été irrationnelle.

Et maintenant, si nous résumons ce long chapitre, nous pouvons le faire très succinctement en disant :

1° Dans les tumeurs blanches non tuberculeuses, la résection a surtout pour avantage direct de permettre la guérison plus rapide de la lésion locale, et par conséquent la reconstitution plus facile de l'organisme. En supprimant une cause d'affaiblissement, elle écarte la possibilité d'une invasion tuberculeuse. Ce sont probablement les tumeurs blanches de ce genre qui fournissent le plus grand nombre de succès thérapeutiques, mais les statistiques ne permettent pas de le prouver.

2° Dans les tumeurs blanches tuberculeuses qui ne s'accompagnent pas de manifestations internes de la tuberculose au moment de l'opération, la résection a un double avantage : elle supprime un foyer d'infection susceptible de se généraliser, elle permet d'éloigner la formation de nouveaux foyers infectieux; mais on ne peut pas lui reconnaître le

(1) Ollier, *Revue de chirurgie*, 1882, p. 736.
(2) Métral, thèse de Lyon, 1882.

pouvoir de guérir la prédisposition de l'organisme à contracter la tuberculose; ce qui le prouve, c'est le nombre des individus qui meurent de phtisie pulmonaire quelques années après la résection.

3° Dans les tumeurs blanches tuberculeuses s'accompagnant de lésions pulmonaires dues à la tuberculose, la résection peut guérir la lésion locale; en supprimant par là une cause d'affaiblissement, elle met l'organisme dans de meilleures conditions pour résister à la phtisie; l'emploi des pansements antiseptiques, en abrégeant la durée de la cicatrisation, permet de faire la résection sans danger immédiat pour les malades, même dans le cas où les lésions internes sont déjà avancées.

CHAPiTRE III

RÉSULTATS ÉLOIGNÉS DES RÉSECTIONS DANS CHACUNE DES GRANDES ARTICULATIONS.

L'épaule, le coude, le poignet au membre supérieur ; la hanche, le genou, le cou-de-pied au membre inférieur, voilà les articulations que nous allons maintenant passer en revue pour étudier quels ont été jusqu'ici les résultats des résections dans chacune d'elles. Ce chapitre comprendra donc six paragraphes : dans chacun d'eux nous examinerons séparément les résections traumatiques et les résections pathologiques.

§ 1. *Épaule.*

A l'épaule, comme du reste aux autres articulations du membre supérieur, le but de la résection est surtout de conserver l'usage de la main aussi complètement que possible ; elle doit tendre à reconstituer une articulation à la fois mobile et solide, permettant de porter le bras dans toutes les directions. Il importe, par conséquent, au plus haut degré de respecter pendant l'opération les moteurs de l'extrémité humérale supérieure : la méthode sous capsulo-périostée est évidemment celle qui y satisfera le mieux ; nous l'avons montré et nous n'y reviendrons pas. Mais nous devons insister ici sur la nécessité qui s'impose de ménager le nerf circonflexe si l'on veut conserver sûrement l'action du peltoïde ; on choisira donc les procédés qui remplissent le mieux cette exigence, comme par exemple celui de Larghi, de Verceil, avec ou sans la modification de M. Ollier, qui permet d'éviter plus sûrement la veine céphalique, mais sacrifie quelques fibres du deltoïde, en coupant les filets nerveux qui s'y rendent.

La résection de l'épaule a été rarement faite pour cas pathologique, car les tumeurs blanches de l'articulation scapulo-humérale sont les plus rares de toutes; en revanche, on l'a fréquemment pratiquée pour plaies par armes à feu. En effet, en additionnant tous les cas des diverses guerres qui ont eu lieu depuis celle de Crimée, on arrive à un total de plus de 1,600. Il y a donc beaucoup plus de matériaux d'un côté que de l'autre, mais la rareté des résections pathologiques n'est pas cependant telle qu'on ne puisse en apprécier les résultats.

I. *Résections pathologiques.* — On possède un certain nombre de dissections pratiquées de trois mois à vingt ans d'intervalle sur des articulations de l'épaule réséquées par les méthodes et les procédés anciens; elles sont dues à Chaussier, Roux, Syme, Textor, Heyfelder, Thore, Breen, Hutchinson; on y a constaté la formation d'une sorte de capsule fibreuse dure et résistante unissant l'humérus au scapulum, et adhérant par sa face externe aux parties molles périphériques plus ou moins atrophiées. — Le bout de l'humérus a été trouvé encroûté de cartilage et transformé en une sorte de cupule qui correspondait à une éminence recouvrant la cavité glénoïde; d'autres fois, on l'a vu plus ou moins renflé; jamais on n'a constaté de synoviale nouvelle.

En revanche, il n'existe pas, croyons-nous, d'autopsie relative aux résections sous-périostées de l'épaule, mais, malgré cela, on possède des observations suffisamment explicites, quoique prises sur le vivant : elles prouvent que la méthode sous capsulo-périostée est capable de donner lieu à la reproduction d'une portion de l'humérus, et à la reconstitution d'une articulation humérale suffisamment parfaite reproduisant plus ou moins le type de l'énarthrose. Telles sont les deux observations de M. Ollier que le docteur Viennois a publiées en 1872 dans la *Gazette hebdomadaire ;* on y sentait distinctement une nouvelle tête humérale renflée, sphéroïdale, régulière ; on la sentait s'articuler solidement avec l'humérus. — Dans les deux cas, les muscles avaient repris leur action, plus ou moins énergiquement, il est vrai, mais cependant les mouvements d'abduction du bras étaient limités par des obstacles passifs, d'anciennes brides cicatricielles; les surfaces articulaires de l'humérus et de l'omoplate étaient complètement indépendantes. Pareil résultat a été observé sept fois par M. Ollier. « A l'épaule, dit-il, le type anatomique se reproduit sensiblement; on a une tête nouvelle, réduite de volume, il est vrai, mais s'articulant avec la cavité glénoïde. » (*Congrès de Londres*, 1881.) Cependant un opéré de M. Bœckel présentait nettement une articulation nouvelle qui s'était établie entre l'humérus et l'apophyse coracoïde (1).

Quoi qu'il en soit, c'est surtout au point de vue fonctionnel qu'il faut se placer pour apprécier ces résections. La tumeur blanche de l'épaule, se terminant habituellement par ankylose (Ollier, Panas, Bonnet, Crocq), quand elle est traitée par la conservation, il est, en effet, important de savoir si les résultats de l'intervention active ne sont pas habituellement meilleurs. Cela n'est pas douteux dans les cas où une nouvelle articulation plus ou moins analogue à la jointure normale s'est formée : alors l'humérus prend un point d'appui solide sur la cavité glénoïde ou sur les parties voisines de l'omoplate par l'intermédiaire d'une tête de nouvelle formation ou de ligaments assez courts, mais souples; il obéit aux différents muscles qui l'entourent; de plus, les mouvements de la nouvelle jointure sont encore amplifiés par ceux de l'omoplate sur la clavicule, comme dans les cas où une ankylose s'est produite. Ces mouvements de compensation seraient même plus étendus que dans l'ankylose verticale du bras (Loosen).

M. Péan (2) affirme que tous les opérés ont pu reprendre l'usage du membre, sauf l'abduction, et même que les opérés de Nélaton vus par lui avaient conservé la force et les mouvements du membre, y compris celui d'abduction, presque sans limites.

Pour M. Duplay, le chirurgien doit tenter la résection toutes les fois qu'elle est possible, parce qu'elle conserve

(1) *Gazette méd. de Strasbourg*, 1878, p. 92.
(2) Thèse de Paris, 1860.

non seulement l'usage de la main et de l'avant-bras, mais celui à peu près complet du bras, sauf quelquefois l'abduction.

Cependant Holmes n'est pas aussi optimiste; selon lui, le bras ne peut jamais être élevé au-dessus de l'horizontale; dans beaucoup de cas, il pend le long du corps et le deltoïde n'a plus la force de l'écarter du tronc; les mouvements d'extension, de flexion et d'adduction sont ordinairement libres : enfin, dans des cas rares, le mouvement d'abduction peut être assez considérable.

Quant à M. Ollier, il pense, en s'appuyant sur ses faits personnels, que la méthode sous-périostée bien employée et appliquée à temps, alors que les muscles sont encore actifs, quand surtout on a affaire à un sujet jeune, permet de récupérer la totalité des fonctions et même de conserver la forme, et cela même après l'ablation de portions considérables de l'humérus.

C'est aussi l'opinion de M. E. Bœckel, à qui la résection de l'épaule a donné les plus beaux résultats dans une vingtaine de cas environ (communication personnelle); il nous a cité, entre autres, l'observation d'une jeune fille « âgée de 18 ans, opérée en 1863, pour une ankylose de l'épaule avec fistules, qu'il a revue vingt ans après mariée, mère de famille, élevant son bras jusqu'à l'horizontale et faisant tous les travaux du ménage.»

Chez les enfants et adolescents, si la résection scapulo-humérale a l'avantage de pouvoir être suivie de régénération osseuse, en revanche elle supprime le plus souvent le principal facteur de l'accroissement du bras en longueur par l'ablation du cartilage conjugal supérieur. C'est un point sur lequel M. Ollier insiste, mais il fait remarquer avec raison que la question d'inégalité entre les membres supérieurs est relativement beaucoup moins importante que celle de la conservation des mouvements.

Chez les adultes, les résultats fonctionnels sont plus incertains; mais cependant on peut, même dans des cas défavorables, obtenir de la résection scapulo-humérale des résultats préférables à l'ankylose. L'observation suivante que M. Cras, de Brest, a eu l'obligeance de nous communiquer

à la prière de notre excellent confrère et ami le docteur
E. Rochard, affirme l'excellence de cette opération, non seulement au point de vue fonctionnel, mais encore au point de
vue de l'état général.

Pormoguer, quartier-maître canonnier, âgé de quarante ans, entra
à l'hôpital maritime le 17 juin 1879. Il est atteint d'arthrite douloureuse de l'épaule droite depuis quinze jours environ : toutefois l'articulation n'est pas libre depuis près d'un an. On constate en même
temps une déviation angulaire de la colonne vertébrale au milieu des
premières dorsales. Cette déviation qu'il rattache à une chute faite il y
a trois ans se serait produite depuis un an environ. Diagnostic : ostéo-
arthrite tuberculeuse de l'épaule droite. Application d'un bandage ina-
movible. Bientôt les signes d'une suppuration articulaire se manifes-
tent franchement et une fistule se produit dans l'aisselle en arrière du
bord inférieur du grand pectoral (18 juillet). Une ponction à l'aide de
l'aspirateur, pratiquée en avant de l'épaule, donne issue à 60 grammes
de pus ; un drain introduit dans la fistule sous le grand pectoral laisse
écouler près de 300 grammes de pus provenant d'un foyer sous-pecto-
ral. Mais malgré l'application des caustiques et quelques débridements,
les foyers se vident mal. L'état général est mauvais, il y a de la fièvre,
des vomissements. — Ce marin n'a pas accompli son temps de service,
il est marié, il faudrait le faire vivre quinze mois pour qu'il ait atteint
ses vingt-cinq ans de service.

Je me décide à pratiquer la résection de l'épaule.

9 août. — Sous le spray, je pratique une grande incision partant du
milieu de l'espace compris entre l'acromion et l'apophyse coracoïde :
la tête humérale explorée avec le doigt baigne au milieu du pus.
Résection de la tête et d'une partie du col chirurgical, rugination de
la cavité glénoïde, excision attentive des fongosités, grattage de toutes
les anfractuosités qui s'étendent sous les parois antérieure et postérieure
de l'aisselle, application du thermo-cautère et drainage soigneux ; deux
drains traversent la paroi antérieure de l'aisselle, un troisième sort par
une contre-ouverture pratiquée dans la fosse sous-épineuse. — Attelle
en gutta-percha, pansement phéniqué classique.

L'état général s'améliore rapidement, la fièvre tombe, l'appétit re-
naît.

Au cours du traitement un abcès froid se produit vers l'angle de la
mâchoire ; un autre abcès volumineux provenant d'une périostite cos-
tale est ouvert à l'aide de l'injection intra-dermique de chlorure de zinc
et guérit très bien.

Tenu à l'hôpital jusqu'en 1880, époque de sa retraite, le malade sort
et je le perds de vue jusqu'au 1er mai 1883. Voici son état actuel.

La santé générale est parfaite : aucune manifestation tuberculeuse ne
s'est produite depuis trois ans. La cicatrisation de toutes les fistules de
l'épaule est complète depuis longtemps (un drain avait été conservé à
la partie antérieure, jusqu'en septembre 1882). Il y a quelques mouvements spontanés de l'épaule : légère abduction et propulsion en avant
et en arrière. Le membre a repris tout son volume normal, sauf à l'é-

paule ; les raideurs du coude et du poignet ont disparu. Le résultat est
excellent au point de vue général et au point de vue local.

Réflexions : Je considère l'amputation comme un mauvais moyen
dans les cas de scrofule tardive. La suppression brusque de l'exu-
toire représenté par la lésion articulaire presse l'évolution des complications soit vers les poumons, soit vers d'autres articulations. La résection me semble de beaucoup supérieure, malgré les déboires qu'en-
traîne la longueur de la cure ; la résection supprime l'élément de sep-
ticité, elle permet de traiter efficacement les fongosités ; elle remédie
localement au danger pressant et permet de modifier l'état général
en évitant ce que les anciens appelaient les répercussions.

En résumé, si nous laissons de côté l'influence immédiate
ou éloignée de la résection sur l'état général dans les cas de
scapulalgie, si nous nous plaçons au point de vue purement
fonctionnel, nous devons proclamer l'excellence de cette
opération ; sans doute on peut établir avec les différences de
ses résultats une gamme d'utilité au sommet de laquelle se
trouve la néarthrose presque parfaite et dont la dernière note
est l'ankylose ou à peu près ; sans doute il y a entre ces
deux notes extrêmes un grand nombre de tons intermédiaires, mais en définitive tout ce qui est au-dessus de l'ankylose lui est ici préférable.

Ce n'est pas que l'amplitude des mouvements que l'on
obtient après la résection doive être attribuée tout entière à
la nouvelle articulation ; il s'établit toujours une compensation dans les articulations omo-claviculaires, et dans l'appréciation du résultat définitif, il n'est pas toujours possible
de faire la part de ces deux facteurs : ce point est souvent
négligé dans la rédaction des observations et oblige à faire
des réserves pour quelques-unes, pour un bon nombre
peut-être.

M. Ollier a pris soin d'en tenir compte dans ses observations qui sont très concluantes sous tous les rapports ; on y
trouvera surtout évidente la nécessité qu'il y a pour le chirurgien d'insister avec persévérance sur la mobilisation de
l'articulation nouvelle, et l'importance que les trajets fistu-
leux anciens transformés en brides cicatricielles peuvent avoir
pour limiter les mouvements.

On obtient donc toujours par la résection de l'épaule en cas

pathologiques un résultat fonctionnel meilleur ou aussi bon
que par la conservation.

Jusqu'ici, nous n'avons considéré que la résection de l'extrémité supérieure de l'humérus, unie ou non à l'abrasion de
la surface articulaire de l'omoplate; devons-nous examiner
aussi les cas dans lesquels on a enlevé l'omoplate complètement, avec ou sans ablation de la tête humérale?

Ils diffèrent des premiers par les conditions dans lesquelles
se trouve l'humérus après l'opération, puisque son point d'appui fait alors défaut s'il n'y a pas régénération de l'omoplate.
Le docteur Brigham, de San-Francisco, a communiqué en 1879
à la Société de chirurgie un fait de ce genre, qui est très
instructif.

Il s'agissait d'un homme de 35 ans auquel ce médecin
pratiqua l'ablation sous-périostée totale de l'omoplate et celle
de l'extrémité supérieure de l'humérus (section au col chirurgical) pour une nécrose du scapulum et de la grosse tubérosité humérale.

Treize mois après l'opération, le malade avait peu à peu, par un exercice léger, récupéré quelques mouvements. Il n'y avait pas de reproduction osseuse régulière ni de nouvelle articulation; on trouvait seulement en haut de la région scapulaire une plaque dure, osseuse,
irrégulière, de 10 centimètres de diamètre; dans les autres points la
région présentait à la palpation une certaine résistance, non osseuse,
mais comme due à des épaississements fibreux, à des tissus lardacés
qui réunissaient les insertions musculaires et remplaçaient l'os absent.

Les mouvements conservés sont intéressants à étudier. L'abduction
est très limitée, le bras est porté un peu en dehors et en arrière : l'action du deltoïde est presque nulle.

Le bras est porté assez facilement en arrière et même dans la rotation en dedans; il peut exécuter la fonction du sculptor-ani. En avant
les mouvements sont plus étendus; le malade met facilement la main
dans sa poche, mange avec une fourchette, mais non avec une cuiller;
coud, mais tire mal le fil; le mouvement de rotation en dedans est
presque nul, ce qui l'empêche de porter la cuiller à sa bouche et de
tirer le fil après la piqûre faite; il est également gêné pour écrire.

« Dans la résection totale de l'omoplate, comme dans la
résection de la tête humérale et aussi dans les déplacements
de cette extrémité osseuse, dit M. Nicaise à la suite de cette
observation, les fonctions du deltoïde sont presque complète-

ment abolies ; l'extrémité de l'humérus n'ayant plus de plan résistant sur lequel elle puisse s'appuyer et glisser, le bras ne peut être porté dans l'abduction et l'élévation ; les mouvements de rotation de l'humérus sont aussi détruits, surtout les mouvements de rotation en dehors. »

Ce qu'il y a de particulier dans ce fait, comme aussi dans bon nombre de lésions pathologiques de l'épaule, c'est que les tissus fibreux de nouvelle formation dus à l'inflammation se rétractent après l'opération, se cicatrisent les uns aux autres et forment une masse compacte. Si l'on mobilise à temps le bras, il peut se développer une articulation plus ou moins parfaite, surtout quand il y a eu des portions d'os refaites ; si au contraire on n'a pas pu mobiliser, si le tissu interposé aux deux os devient complètement homogène dans toutes ses parties, il forme par son abondance même un lien solide inextensible, permettant au membre supérieur de subir des tractions sans se laisser allonger, et fournissant même un point d'appui assez fixe au levier huméral, si les muscles qui meuvent ce dernier sont encore intacts. Ce tissu peut évidemment être assez serré pour simuler une ankylose, mais l'ankylose, et surtout, comme le dit Loosen (*loc. cit.*), une ankylose dans une position intermédiaire à l'abduction et à l'adduction, ou encore, ce qui est préférable dans une légère adduction, est encore bien utile. En tout cas, elle vaut mieux qu'une articulation lâche, sans arrêt solide, par laquelle le bras ne peut être éloigné du corps que par un mouvement de projection de l'épaule. L'humérus, il est vrai, est réuni à l'omoplate dans une position invariable, mais les muscles de celle-ci gagnent par cela même le pouvoir de porter le bras dans l'abduction et dans l'adduction, ce qu'ils ne peuvent faire sur un bras ballant. De plus, l'action des muscles adducteurs du bras, qui est presque nulle sur un bras verticalement ankylosé, peut, dans l'ankylose légèrement externe, se combiner avantageusement avec celle des muscles qui entraînent l'omoplate en avant ou en arrière.

Si l'on n'observe pas, ou du moins très rarement, d'articulations ballottantes à la suite des résections pathologiques de l'épaule, cela tient donc surtout à la puissance de rétraction et à la solidité des nouveaux liens d'attache qui ont été préparés de longue date et que le chirurgien a conservés.

Est-il possible, maintenant, en présence de ces résultats divers, de faire une statistique dans laquelle serait établi le tant pour cent de succès complets, et de succès moins bons ? Nous ne le croyons pas, et nous n'en voyons pas l'utilité, vu l'impossibilité qu'il y aurait de tenir compte de toutes les conditions relatives à l'âge, à l'ancienneté de la lésion, au procédé opératoire, à l'habileté chirurgicale et aux soins consécutifs. Tel chirurgien n'a eu que des succès, ayant pu saisir l'opportunité opératoire et diriger convenablement le traitement; tel autre a été moins heureux, tout en observant les meilleurs préceptes, parce qu'il s'est trouvé en présence de cas épineux, de malades indociles, de lésions étendues, etc., toutes choses dont on ne peut pas donner l'évaluation en chiffres.

II. *Résections traumatiques.* — Ici nous sommes plus à l'aise à l'égard de la statistique, le plus grand nombre des résections traumatiques s'observant en chirurgie de guerre, sur des individus à peu près du même âge, placés dans les mêmes conditions hygiéniques et porteurs de lésions récentes. Cependant il nous faut encore établir un certain nombre de catégories et étudier successivement ces résections dans l'enfance, dans l'âge adulte, dans les ambulances, dans la pratique civile; il nous faut aussi distinguer les résections primaires des résections secondaires ou tardives.

Dans l'enfance, les traumatismes de l'épaule sont rares, du moins ceux qui nécessitent les résections. Nous avons pu cependant nous procurer une observation de résection de l'épaule faite chez un enfant de 13 ans pour une fracture comminutive de la tête humérale, avec plaie pénétrante, éclatement de l'épiphyse par la diaphyse, survenue dans une chute faite d'un cerisier. L'opération pratiquée en 1879, par M. Duplouy, chirurgien de la marine à Rochefort, qui a bien voulu nous communiquer ce fait, eut pour effet d'enlever la tête humérale en conservant autant que possible une gaine capsulo-périostique. L'enfant fut revu deux ans plus tard : « il avait, dit M. Duplouy, conservé tous les mouvements articulaires, et il m'a paru par le toucher qu'il s'était refait une sorte de tête humérale ».

Ce fait concorde parfaitement avec ce que nous savons de l'activité périostique à cet âge de la vie et des heureux effets qu'elle produit habituellement dans la pratique des résections. Il est vrai que la portion d'os enlevé n'avait pas été bien considérable, et nous ne pouvons pas avec une seule observation apprécier l'influence de ce facteur, mais tout porte à croire qu'il doit, ici comme dans les cas pathologiques, tenir toute son importance de l'ablation du cartilage conjugal de l'extrémité supérieure de l'humérus.

Chez l'adulte, où le périoste ne possède plus d'activité propre, mais peut la recouvrer par l'inflammation, nous devons faire la part du temps qui s'est écoulé depuis le traumatisme jusqu'au moment de l'opération, sous peine de confondre ensemble des cas dissemblables et de ne pas comprendre la grande variabilité des résultats obtenus et des opinions qu'ils ont provoquées.

Percy, qui avait pratiqué un certain nombre de fois la résection de l'épaule, insistait déjà sur ses heureux résultats fonctionnels; après lui Baudens, Esmarch, Stromeyer, Schwartz, etc., en exaltèrent à nouveau les mérites, ces derniers s'appuyant sur les observations de la première guerre des duchés.

Cependant les résections entreprises pendant la campagne allemande de 1864 vinrent démontrer que les résultats heureux ne s'observaient pas si souvent qu'on avait bien voulu le dire. Voici comment M. Legouest décrit les suites de ces opérations : « Le bras peut être porté dans une petite étendue en avant ou en arrière, sans quitter le tronc; il a perdu complètement son mouvement d'abduction; le manque d'appui solide à l'extrémité supérieure de l'humérus est la cause de ce phénomène, bien plus que la section des nerfs du deltoïde dont la contraction est très souvent conservée et a pour effet de faire remonter le bras vers l'épaule. Il résulte de là que pour porter la main à sa casquette, par exemple, le blessé est obligé de tenir le bras appliqué contre le thorax, le coude un peu porté en avant, l'avant-bras vertical et la tête inclinée pour venir au-devant de la main qui saisit la coiffure. » Tout ce que l'on peut espérer, c'est, sinon en cas de circonstances très exceptionnelles, la conservation des mouvements de l'avant-bras et de la main (Spillmann).

Hannover, en effet, sur douze réséqués danois, constate seulement dans trois cas un résultat favorable, et encore l'utilité de ce résultat se bornait-elle à certaines fonctions de l'avant-bras et de la main. Insuccès complet chez les autres.

Lœffler, grand partisan des résections traumatiques, constate sur six opérés un résultat bien peu favorable à ses opinions, puisqu'un seul d'entre eux pouvait se servir utilement de son bras, encore ne pouvait-il que plumer des oiseaux.

Le docteur Kratz, médecin-inspecteur de l'armée prussienne, a pu réunir vingt et une observations de résections faites sur l'épaule pendant la guerre de 1870-1871 : elles sont relatées par M. Spillmann dans le *Dictionnaire des sciences médicales*, article Résections, et leur lecture est des plus intéressantes. Sur ce nombre il n'y en a que huit présentant un résultat fonctionnel utile, et, sur ces huit, on n'en peut compter que trois pouvant se servir librement de leur main et de leurs doigts; les autres n'accomplissent cette action que dans des limites plus ou moins restreintes et à l'aide de manœuvres et d'appareils particuliers. Pour tous les autres le membre est souvent inutile ou embarrassant.

Nous possédons du reste deux grandes statistiques qui nous donnent le résumé des résultats des résections en chirurgie d'armée : ce sont celles de Gurlt en Allemagne, d'Otis en Amérique.

La statistique de Gurlt a porté sur 213 résections de l'épaule; elle nous montre les résultats très bons comme exceptionnels (1,87 0/0); ce sont ceux dans lesquels l'épaule a conservé sa forme et ses mouvements; ils ont été observés après des pertes de substance peu étendues, avec conservation des muscles et de la capsule articulaire.

Par résultats bons (42,25 0/0), Gurlt entend ceux dans lesquels le bras pouvait encore être mis activement en abduction dans une certaine mesure, tout au plus jusqu'à l'horizontale; il y avait souvent atrophie du deltoïde, aplatissement du moignon de l'épaule, absence de régénération de l'os, mais toujours fonctionnement du coude et des doigts. Certains cas d'ankylose de l'épaule, avec conservation de l'usage de ces derniers, sont rangés dans la même catégorie.

Dans la catégorie des résultats passables ou mauvais (55,96 0/0), il range les pseudarthroses flottantes avec perte presque complète des mouvements des doigts, du coude, du poignet, le membre n'étant plus capable que de soulever ou de supporter des fardeaux peu pesants, et d'exécuter des travaux insignifiants, grâce à l'emploi d'appareils mécaniques.

En somme, succès fonctionnels peu nombreux, ne survenant que dans les cas où l'on a enlevé peu de l'humérus ; insuccès constants quand la section a porté sur la diaphyse humérale.

La statistique de la guerre d'Amérique, par Otis, ne donne pas des résultats plus favorables. « Ce qui en ressort de plus net, dit M. E. Delorme (1), c'est la faible proportion des non-pensionnés et l'énorme proportion des invalides. On doit d'autant plus y insister que les chirurgiens américains s'étaient tout d'abord montrés satisfaits des résultats fonctionnels des résections de l'épaule. » Dans son travail, Otis sépare les résections totales de la tête humérale des résections partielles et des résections épiphyso-diaphysaires.

Sur cent cinquante-huit cas de résections totales de la tête de l'humérus, on trouve : six résultats parfaits, douze membres utilisables, mais pas assez pour dispenser d'accorder une pension, vingt-huit membres à peine utilisables, soixante-dix membres absolument inutiles ou à charge, quarante-deux résultats défectueux, mais mal précisés.

Sur treize cas de résection partielle de la tête humérale, il y a deux résultats parfaits, cinq à peine utiles, cinq inutiles ou à charge, un indéterminé.

Sur trois cent quarante résections épiphyso-diaphysaires on compte : onze succès complets, deux cent huit résultats déplorables, cinquante à peine utilisables, soixante et onze non spécifiés.

____

(1) Résections, in *Dict. de méd. et de chir. pratiques*, p. 154.

Ces chiffres donnent un singulier relief à la vérité de la phrase de M. Legouest que nous avons citée au début; on pourrait même la trouver trop atténuée relativement à la mauvaise impression que l'on retire de la constatation faite par Gurlt et par Otis. Il est à remarquer que l'ankylose n'a été observée que dans une proportion minime : Gurlt l'évalue à 9,85 0/0, Otis la donne comme très rare (8,33 0/0)

Est-ce à dire qu'il faille considérer ces résultats comme devant être constamment observés en chirurgie d'armée? Nous ne le croyons pas, en voici les raisons. Nous avons déjà indiqué l'opinion de M. Ollier à propos des prétendues résections sous-périostées faites en Allemagne, nous n'y reviendrons pas; nous ne rappellerons pas non plus les difficultés de toute sorte avec lesquelles le chirurgien militaire se trouve aux prises après une bataille, le transfert des blessés au loin, l'insuffisance des soins consécutifs. Nous ferons seulement remarquer que les projectiles de guerre causent souvent des dégâts très considérables, et que l'on a dû être obligé dans bien des cas d'enlever des portions d'humérus très étendues.

Or, pour Langenbeck (1), on n'a obtenu la restitution intégrale des mouvements de l'épaule que quand l'os enlevé n'avait pas plus de 6 à 8 cent., et quand on avait ménagé les connexions des sus et sous-épineux ainsi que du sous-scapulaire avec le périoste de la diaphyse. Dans les cas contraires on obtient ces articulations flottantes que Hannover et Kratz considèrent comme des résultats inférieurs à la désarticulation, et qui ont conduit Billroth, Berthold et Mossakowsky à préférer la conservation, c'est-à-dire l'ankylose, à la résection. Langenbeck s'élève contre ces conclusions et montre que l'on peut, même avec une ablation d'os de 12 cent. et plus, obtenir, par la méthode sous-périostée bien exécutée, des résultats excellents, pourvu que les soins consécutifs soient convenablement dirigés; il montre aussi qu'il ne faut pas désespérer trop tôt du succès, et que l'on peut transformer une articulation flottante en articulation active par une application rationnelle du massage et de l'électricité.

(1) *Archiv f. kliniche Chirurgie*, t. XVI.

En somme, s'il est incontestable que la chirurgie d'armée est de toute façon dans de moins bonnes conditions de réussite que la chirurgie civile, il est incontestable aussi qu'elle peut quand même avoir des succès; c'est pour en accroître le nombre que Gurlt propose à l'avenir de créer des hôpitaux spécialement réservés aux réséqués, dans lesquels, dit-il, une administration militaire sévère pourrait obvier à toute mauvaise volonté ou à toute simulation de la part des malades; il laisse évidemment sous-entendre par cette phrase, qu'outre les obstacles matériels et la plus grande gravité des plaies, le chirurgien militaire se trouve parfois aux prises avec des opérés qui espèrent que la pension dont ils seront l'objet sera proportionnée au degré de leur infirmité, et ne se prêtent par conséquent pas aux soins consécutifs.

Ajoutons en terminant que les statistiques de Gurlt et d'Otis montrent que les meilleurs résultats ont été, d'une façon générale, obtenus à la suite des résections secondaires ; ce fait cadre trop avec ce que nous avons déjà dit de l'état du périoste dans ces cas pour que nous n'en saisissions pas immédiatement la raison. La conclusion est facile à tirer : faire le moins possible de résections primitives.

§ 2. — *Coude*.

« Depuis 1876, dit M. Ollier, je n'ai eu à enregistrer aucune mort imputable à l'opération sur quarante-huit résections du coude (1). » C'est assez dire qu'ici la résection reconnaît presque exclusivement aujourd'hui pour juge le résultat fonctionnel, abstraction faite bien entendu des contre-indications tirées de l'état général dans les cas pathologiques auxquels se rapporte surtout la phrase de M. Ollier.

Si nous comparons entre elles les trois grandes méthodes de traitement appliquées aux traumatismes ou aux lésions vitales de l'articulation du coude, nous voyons l'amputation du bras conduire à la nécessité d'un appareil prothétique, et

(1) *Rev. de chirurgie*, 1882.

la conservation déterminer dans la grande majorité des cas l'ankylose.

La résection peut-elle mieux ? C'est ce que nous allons rechercher.

Les conditions dans lesquelles fonctionne le coude à l'état normal sont : mobilité très grande en avant, limitée en arrière, nulle latéralement, enfin grande solidité latérale. Les moteurs de l'avant-bras sont surtout disposés en avant et en arrière de la jointure, et des nerfs importants se trouvent sur ses côtés ; il est donc important, au point de vue du résultat final, si l'on veut recouvrer une articulation mobile et active, de choisir les procédés capables de ménager ces différents organes. Sous ce rapport, on peut considérer comme défectueux tous ceux qui reposent sur des incisions transversales.

Au coude, la recherche des résultats fonctionnels des résections n'est plus aussi simple qu'à l'épaule ; la jointure, constituée par trois os, est en réalité subdivisée en deux articulations secondaires, celle de l'avant-bras avec le bras, celle du radius avec le cubitus ; l'excision des os a porté tantôt sur l'humérus seulement, tantôt sur toutes les surfaces articulaires, tantôt sur un seul des os de l'avant-bras, ou même sur une portion de l'un quelconque des trois os. Il y aura donc des variations dans les résultats tenant à ce que l'on aura fait des résections totales ou demi-articulaires ou partielles, et cela quelle que soit la nature de la lésion déterminante, pathologique ou traumatique.

Nous tâcherons de faire ressortir l'importance de ces distinctions.

En 1862, M. Trélat disait à la Société de chirurgie : « La formation d'une pseudarthrose mobile et libre est le but définitif de la résection du coude, son avantage le plus précieux pour les opérés. Quand même cette mobilité serait purement passive, quand les mouvements volontaires feraient complètement défaut, l'avant-bras, pouvant être artificiellement porté dans la flexion pour retomber de son propre poids dans l'extension. rendrait encore plus de services que s'il était fixé invariablement par une soudure osseuse. » Nous croyons que si le savant professeur de la Faculté de Paris avait à donner aujourd'hui son opinion sur ce sujet, il se montrerait plus difficile ; à cette époque, la résection du coude, malgré quelques beaux résultats dus surtout à des chirurgiens étrangers, à Crampton, à Syme, qui en était un partisan enthousiaste, à Roux, qui fut le premier à la pratiquer en France, n'avait pas encore donné toute sa mesure ; mais maintenant on considère à juste titre un avant-bras flottant comme un résultat peu désirable ; cela tient à ce que cette opération est aujourd'hui assez bien réglée pour assurer, dans des cas nombreux, l'idéal de la résection, c'est-à-dire la reconstitution du coude d'après son type physiologique.

I. *Résections pathologiques.* — Tumeurs blanches et ankyloses, telles sont les principales lésions contre lesquelles la résection du coude a été surtout dirigée, en dehors du traumatisme. Les conditions anatomo-pathologiques n'étant pas les mêmes dans ces deux genres d'affection, nous allons étudier les résultats de l'opération dans chacun d'eux.

A. *Ankylose.* — Nous n'avons pas à rechercher les motifs qui décident le chirurgien à intervenir par la résection contre l'ankylose du coude ; notons seulement que cette opération tend à être acceptée de plus en plus, surtout quand il s'agit de ces ankyloses à angle obtus ou rectilignes qui suppriment presque complètement l'usage du membre supérieur. Dans ces cas surtout, l'opération est indiquée, quel qu'en soit le résultat fonctionnel éloigné, parce que, comme nous allons le voir, la plus mauvaise terminaison de l'intervention chirurgicale que l'on puisse obtenir, c'est l'ankylose à angle droit, de beaucoup préférable à l'ankylose rectiligne. Mais, comme le dit M. Ollier (1), l'ankylose à angle droit ou légèrement obtus ne doit plus être considérée comme un résultat heureux qu'il faille absolument respecter, seulement, avant d'entreprendre une résection dans ces cas, il faut bien se pénétrer des conditions que l'expérimentation a fait reconnaître nécessaires pour le rétablissement d'une articulation nouvelle. Chez les enfants et les adolescents on devra craindre surtout le retour de l'ankylose ; chez les adultes on devra se préoccuper au

____

(1) *Rev. de chirurgie,* 1878.

contraire d'éviter la laxité de la nouvelle articulation. On évitera ce double écueil en modifiant le manuel opératoire selon les cas.

La première résection du coude pour ankylose semble avoir été faite par Textor (1840) : elle fut suivie du retour de l'ankylose. Si l'on parcourt les observations relatées par les chirurgiens qui ont fait cette opération, en Allemagne, en Angleterre ou en Amérique ; si l'on y joint les opérations pratiquées en France, celle de Bœckel, relatée dans le traité des résections d'Heyfelder, celles de M. Ollier au nombre de dix-huit et les deux de Daniel Mollière, on s'aperçoit bien vite que la fortune n'a pas été égale pour toutes ; les unes ont récupéré les mouvements, les autres se sont terminées par l'ankylose en bonne position. Ces différences tiennent à plusieurs causes que nous allons essayer de mettre en relief.

L'ankylose osseuse ayant pour effet de constituer la coalescence des extrémités articulaires par du tissu osseux, toute opération qui consiste à déterminer une solution de continuité dans ce tissu peut être comparée à une fracture, fracture simple quand le chirurgien s'est borné à pratiquer la rupture sans intéresser les téguments, fracture compliquée si la résection a été faite. Prenons ce dernier cas, le seul qui doive nous occuper.

Cette fracture compliquée chirurgicale n'a pas par elle-même de tendance à se comporter autrement que toutes celles qui, survenant par accident, portent sur des épiphyses osseuses larges et formées de tissu spongieux : les surfaces de section sont étendues, elles se correspondent facilement, surtout si le périoste a été conservé, et comme il arrive fréquemment au coude que des stalactites osseuses ont élargi considérablement le volume de la jointure ankylosée, il n'y a pas une grande tendance au chevauchement. De plus, les muscles sont fréquemment, par suite de l'immobilité prolongée ou de troubles trophiques, devenus incapables d'exercer des tractions fâcheuses. Le périoste entoure de toutes parts les extrémités des fragments en contact, et, en supposant qu'il ait été divisé au cours de l'opération, l'irritation qui s'empare de lui vient réveiller ou exalter ses propriétés ostéogéniques, tout comme dans les fractures compliquées ; des stalactites se forment de toutes parts et l'ankylose se reproduit si les choses sont abandonnées à elles-mêmes. Il en est surtout ainsi quand des phénomènes inflammatoires résultant d'une production et d'une élimination de séquestre se montrent au cours du traitement et s'opposent aux tentatives de mobilisation.

Le retour à l'ankylose est en effet pour ainsi dire fatal chez les opérés que l'on n'a pas pu mobiliser à temps. Les mouvements imprimés à un foyer de fracture sont regardés, à juste titre, par tous les chirurgiens comme une cause fréquente de pseudarthrose ; mais ils n'empêchent pas toujours la consolidation de se faire, surtout quand il s'agit de jeunes sujets : c'est là aussi ce qui se passe à la suite des résections pour ankylose du coude.

Nous avons donc à considérer ici deux points : le retour à l'ankylose, le retour à la mobilité utile, pour montrer dans quelles conditions on devra se placer si l'on veut obtenir l'une et éviter l'autre.

D'après ce que l'on sait des propriétés ostéogéniques du périoste jeune ou enflammé, il est évident que le retour de l'ankylose aura lieu surtout chez les enfants ou dans les articulations qu'une inflammation incomplètement apaisée aura favorablement disposée dans ce sens ; nous n'insistons sur ce fait que pour montrer les dangers qui résultent ici de l'emploi de la méthode sous-périostée. D'une part, cette méthode est nécessaire pour sauvegarder les moyens d'attache de la future articulation qu'on se propose d'obtenir et pour lui ménager des muscles actifs ; d'autre part, elle conduit à la formation d'un cal extrêmement compromettant pour la mobilité, soit qu'il aboutisse à une coalescence complète des os réséqués, soit encore qu'il limite presque totalement par ses saillies les mouvements reconquis.

Voilà pourquoi la simple ostéotomie de l'ankylose, de tous points comparable à une fracture compliquée, se bornant à inciser circulairement le périoste au niveau de la section osseuse, est absolument insuffisante ; c'est la même chose pour l'excision cunéiforme, qui est déjà une sorte de résection partielle, mais qui met les os absolument dans les mêmes relations que l'ostéotomie : Biefel, Nussbaum et plus récemment M. Ollier, ont particulièrement insisté sur ce point et le tiennent pour évident.

En 1873, Watson proposa de borner la résection à l'humérus seulement, considérant comme inutile d'exciser les os de l'avant-bras ; mais M. Ollier rejette complètement cette pratique : les raisons qu'il en donne sont de la plus haute importance et suffisent, en dehors de toute expérimentation, à faire rejeter *à priori* cette résection partielle. « En adoptant, dit-il, la résection de l'humérus seul, on fait par cela même le sacrifice des mouvements de pronation et de supination, le radius et le cubitus étant toujours plus ou moins soudés l'un à l'autre dans les ankyloses du coude qui réclament la résection. Or, pour peu qu'au moment de l'opération ces deux os se soient soudés, n'y eût-il entre eux que des adhérences fibreuses, on les verra se souder d'une manière plus intime avant la fin du processus réparateur de la plaie opératoire. » Cependant M. Ollier pense, en faisant toutefois de graves réserves, que dans les cas d'ankyloses établies entre l'humérus et le cubitus seul, avec conservation des mouvements de pronation et de supination, on peut tenter le procédé de Watson ; mais, même dans ces cas, il redoute une ankylose consécutive du radius avec le cubitus, tant ces deux os ont de tendance à se réunir.

Il paraît donc nécessaire pour obtenir la reconstitution d'une articulation mobile de recourir à la résection totale : c'est là pratique exclusive de M. Ollier, et elle comporte différents points, comme on va le voir. « J'admets donc qu'on doit toujours enlever la totalité de l'articulation, et pour assurer l'indépendance ultérieure du radius et du cubitus, il faut au besoin réséquer ces os à des niveaux différents. Si les adhérences se prolongent au loin, on excisera par fragments le radius avec le davier gouge jusqu'à ce qu'on ait dépassé ces adhérences et que le radius puisse facilement tourner sur le cubitus. »

Les chirurgiens anglais, pour la plupart, en particulier Annandale, rejettent la méthode sous-périostée du traitement de l'ankylose du coude ; ils la considèrent comme peu propre à permettre la reconstitution d'une nouvelle articulation, à cause précisément de cette tendance à la formation d'un cal. Ils s'exposent évidemment par là à obtenir des jointures flottantes, et cela particulièrement chez l'adulte dans les cas d'ankyloses très anciennes accompagnées d'atrophies musculaires.

Ces critiques contre la méthode sous-périostée sont parfaitement fondées, et M. Ollier le reconnaît lui-même ; aussi a-t-il imaginé, comme nous l'avons déjà dit, d'enlever pendant l'opération une zone régulièrement circulaire de périoste ; mais, fidèle à son principe de conserver les connexions ligamenteuses et tendineuses des os, il veut que l'on ne retranche cette zone de tissu ossificateur qu'après avoir exécuté scrupuleusement tous les temps de la méthode ; on est absolument sûr, de cette façon, de ne pas étendre le foyer opératoire inutilement et de ne pas blesser les organes vasculaires ou nerveux de la région.

Si nous mettons maintenant en regard de ce que nous venons de dire, les conclusions auxquelles ont été conduits différents auteurs, nous constaterons des divergences considérables. Ainsi, dans l'étude qu'il a faite des résections, M. Delorme conclut qu'appliquée au traitement de l'ankylose du coude, la résection a peu de chances de succès pour le rétablissement de la mobilité (1). D'un autre côté, M. Pingaud (2) pense qu'on ne saurait songer à réséquer un coude ankylosé en bonne position, mais qu'il est permis d'intervenir quand la position est défectueuse, afin d'obtenir une meilleure direction de l'avant-bras. Dans ces cas, dit-il, l'appareil musculaire n'est pas atrophié, on peut tenter les chances d'une néarthrose et la conservation des mouvements. Ashhurst ne croit pas la résection applicable aux ankyloses en bonne position, et bon nombre des chirurgiens qui résèquent des coudes mal ankylosés ne se proposent pas d'autre but que d'obtenir le retour de l'ankylose en bonne position cette fois.

(1) Art. Résection du *Dict. de méd. et de chir. pratiques.*
(2) Art. Coude du *Dict. encyclopédique des sc. méd.*

Neudorfer n'hésite pas à exécuter la résection dans les ankyloses bien dirigées; il se fonde sur le peu de gravité de l'opération et sur la possibilité d'obtenir un bon résultat fonctionnel.

Nous avons vu que M. Ollier est aussi affirmatif que possible à cet égard, et nous ne pouvons que renvoyer à son intéressant mémoire déjà cité ceux qui voudront prendre du sujet une connaissance parfaite. Pour lui, il est toujours possible, en modifiant convenablement les préceptes de la méthode sous-périostée, d'arriver à une mobilité préférable à l'ankylose, toutes les fois que l'on appliquera la résection à des articulations dont les muscles seront encore capables de fonctionner. Toutes les autres méthodes ont donné des proportions variables de succès et d'insuccès. M. Ollier a obtenu presque cent pour cent d'articulations nouvelles excellentes : ces résultats sont bien faits pour engager les praticiens à imiter de tous points sa manière de faire.

B. *Tumeurs blanches.* — Quand il s'agit d'une ankylose à réséquer, on peut limiter comme on l'entend les longueurs d'os à enlever, sans se préoccuper d'autre chose que du résultat fonctionnel ultérieur. Il n'en est plus de même en cas de tumeurs blanches. Ici, en effet, il faut de toute nécessité dépasser les limites du mal, enlever les portions d'os incapables de recouvrer leur vitalité si l'on veut éviter les récidives.

Ce qu'on doit craindre à *priori*, c'est d'avoir, quand les portions d'os enlevées sont considérables, ces articulations ballottantes passives, totalement inutiles aux opérés à moins d'appareils prothétiques. Il semble aussi que ce résultat doive être à la fois la conséquence de la perte de substance faite aux os et des atrophies musculaires antérieures. L'examen des statistiques partielles que l'on peut trouver çà et là, et elles sont nombreuses, dans les différents mémoires publiés sur la résection du coude, dément ces craintes, en démontrant que, dans ces dernières années, cette opération a conduit plus souvent vers l'ankylose ou vers l'articulation auto-mobile que vers l'articulation passive.

« En règle générale, dit M. Pingaud (*loc. cit.*), les résultats des résections pathologiques du coude sont bien supérieurs à ceux des résections traumatiques, par la raison que ces opérations se prêtent à un décollement facile du périoste, et que cette membrane, dont les fonctions ostéogéniques ont été réveillées par l'inflammation, est toute prête à faire de l'os si elle ne l'a déjà fait au moment où on la détache » ; et il ajoute que ce que redoutent les chirurgiens les plus versés dans la pratique des résections pathologiques, c'est moins le défaut que l'excès des reproductions osseuses.

Il est bien certain, en effet, et bien démontré aujourd'hui, pour le coude en particulier, que l'on y obtient des reproductions d'os parfois considérables. Nous en avons déjà mentionné un exemple remarquable dans l'observation de résection sous-périostée du coude, avec autopsie, qui a été communiquée en 1872 à la Société de chirurgie par M. Jasseron. Il s'agissait d'une arthrite suppurée du coude, d'origine traumatique, ayant dépouillé les os de leurs cartilages et épaissi le périoste ; ce n'était pas, il est vrai, une tumeur blanche, néanmoins le cas s'en rapproche au point de vue de l'état du périoste ; il s'en éloigne en ce sens que l'état général du sujet était bon avant le développement de l'arthrite. Le malade, peu intelligent et pusillanime, ne voulut supporter aucune tentative de mobilisation : il mourut de variole. Le rapporteur de ce fait à la Société de chirurgie, M. Paulet, en tire des conclusions fort intéressantes que nous ne pouvons pas rapporter ici dans leur entier ; nous n'en retiendrons que la suivante, car elle a trait directement au sujet qui nous occupe ; elle montre en même temps les doutes qui agitaient à cette époque les chirurgiens sur la valeur de la méthode appliquée par M. Jasseron. « En somme, ce fait tend à démontrer que la résection sous-capsulo-périostée du coude ne présente sur le vivant aucune difficulté particulière d'exécution, et que cette opération permet d'espérer chez l'homme adulte la reproduction presque intégrale comme longueur des os enlevés dans tous les points où le périoste aura été conservé (il avait été réséqué 7 centimètres de l'humérus, 5 centimètres du cubitus et 2 centimètres du radius). Mais on n'en saurait conclure que les extrémités articulaires se reproduiront avec une forme approchant de la forme normale, ni que la jointure se constituera sur son type physiologique primitif. »

Voilà donc un exemple bien net de reproduction osseuse aux dépens du périoste, et nul chirurgien aujourd'hui ne songe à en nier ni la possibilité, ni la fréquence, dans les cas pathologiques ou chez les enfants.

D'autre part, on possède depuis longtemps des pièces ana- tomiques qui démontrent la reconstitution possible de l'arti- culation sur un type morphologique rappelant de plus ou moins près le type normal. La plus ancienne de ces pièces est celle que Syme a déposée au musée de Londres et décrite dans *The Lancet* du 3 mars 1855. Nous avons déjà reproduit celle de Doutrelepont dans notre premier chapitre ; d'autres ont été publiées par Czerny, Julius Wolff, Veichselbaumm, dans les archives de Langenbeck ; M. Ollier en a présenté une à la Société de chirurgie en 1872, et nous avons déjà mentionné dans notre premier chapitre celle qu'il a montrée à l'Académie de médecine et à la Société de chirurgie en 1882. Il ne saurait donc plus y avoir de doutes sur la restau- ration possible d'un ginglyme à peu près parfait pour rem- placer un coude réséqué.

Ces observations sont bien peu nombreuses, il est vrai, relativement au nombre considérable de coudes que l'on a réséqués pour tumeurs blanches, et on peut objecter qu'elles ne prouvent absolument rien pour la majorité des cas. L'ob- jection est juste assurément, mais cependant on peut en di- minuer singulièrement la valeur en recourant à l'étude des fonctions chez les opérés vivants : toutes les fois, en effet, que l'on observera après une résection du coude le retour complet des mouvements physiologiques, ne sera-t-on pas admis à conclure qu'il y a : sur la face postérieure de la nou- velle articulation des arrêts, simulant plus ou moins l'olé- crâne normal, mais jouant dans tous les cas le même rôle quel que soit leur point d'implantation ; sur la face anté- rieure un espace libre de stalactites et permettant la flexion complète ; sur les parties latérales des ligaments solides et assez serrés pour empêcher toute mobilité latérale, conjoin- tement avec l'élargissement transversal des surfaces articulaires; enfin, entre les surfaces articulaires elles-mêmes, des moyens de glissement suffisants pour permettre aux mouvements leur libre exercice.

Or les observations de ce genre sont nombreuses, et elles ont trait, non seulement à des résections intra-capsulaires, mais encore à des résections diaphysaires. On comprend assez facilement que, si l'excision porte au-dessous des saillies de l'épitrochlée et de l'épicondyle, la solidité latérale soit assez facile à reconstituer, grâce à l'étendue en largeur de la surface de section ; il n'est pas nécessaire alors qu'il y ait production d'os en largeur, il suffit que les ligaments se raccourcissent un peu ainsi que les muscles. Mais quand la section a porté sur la diaphyse, remontant par exemple à huit ou dix centimètres au-dessus de l'interligne articulaire et intéressant en même temps les os de l'avant-bras, on ne peut plus nier la reconstitution articulaire complète, si avec le rétablissement des fonctions on constate l'élargissement en travers de l'extrémité inférieure de l'humérus.

Qu'importe dans ce cas la véritable conformation des surfaces articulaires nouvelles ? qu'importe que l'humérus, au lieu d'offrir une convexité, présente une concavité ? C'est ce que M. Ollier a fait ressortir en ces termes à propos d'une présentation de pièce à la Société de chirurgie en 1872, en réponse à une objection de M. Tillaux, qui niait que la pièce présentée fût une articulation reproduite : « Quand je dis que cette articulation est reconstituée sur son type primitif, je veux parler du type physiologique. Or, la pièce que vous avez sous les yeux représente un véritable ginglyme, aussi solide, aussi serré que le ginglyme normal, puisque les tubérosités humérales de nouvelle formation, affectant la forme des malléoles, empêchent tout déplacement du cubitus et du radius dans le sens latéral. Quant à la forme de la surface articulaire de l'humérus, c'est-à-dire de la surface qui est libre dans la cavité articulaire, elle n'a pas certainement la configuration de l'extrémité inférieure de l'humérus à l'état normal. Cette configuration n'existe jamais et ne peut pas exister primitivement, par une raison toute simple : c'est que la portion de l'humérus recouverte par du cartilage ne peut pas être reproduite par le périoste. Le périoste ne peut reproduire que ce qu'il recouvre. »

Ainsi donc, dans les cas de tumeurs blanches du coude où il est nécessaire d'enlever une grande étendue des extrémités osseuses qui composent l'articulation, on peut observer, grâce à la méthode sous-périostée, la reconstitution de surfaces articulaires conformes aux nécessités physiologiques de la jointure. Est-ce à dire que cette méthode soit seule capable de reconstituer un coude ? M. Lefort ne le croit pas ; il cite notamment la pièce anatomique qui provient du succès obtenu par Syme, lequel, dit-il, n'avait pas cherché à faire une résection sous-périostée (1), et il pense que les reproductions articulaires sont la conséquence du traitement consécutif ; pour lui, si on fait exécuter des mouvements d'assez bonne heure, les mouvements reproduisent l'articulation ; les tendons reprennent, si on ne les a pas coupés loin de leurs points d'insertion. Nous savons d'autre part que, dans son enseignement, le savant professeur de la Faculté de Paris reconnaît surtout à la méthode sous-périostée le mérite de conserver les connexions des tendons et ligaments avec le périoste. D'autre part, M. Verneuil suppose (2) « que, dans le cas de réussite des anciens procédés, on a fait la résection sous-périostée sans le savoir », ce que comprendront parfaitement tous ceux qui ont disséqué des tumeurs blanches.

Le résultat ankylose est assez fréquemment cité dans les statistiques à la suite des résections totales ; les causes n'en sont autres que celles de l'ankylose en général et ne présentent rien de spécial à la région. L'ankylose a été surtout observée à la suite des résections partielles qui déterminent l'inflammation dans la jointure sans supprimer le contact immédiat des surfaces conservées ; elle est alors le plus souvent fibreuse, mais n'en est pas moins parfois très rebelle aux efforts du chirurgien.

On a noté moins souvent les articulations flottantes. M. Ollier n'en a observé que deux cas dans sa longue pratique,

(1) Société de chirurgie, 10 avril 1872.
(2) Société de chirurgie, 10 avril 1872.

dont un seul après résection pour tumeur blanche : les muscles étaient depuis longtemps atrophiés.

Si maintenant nous voulons savoir à quel déploiement de forces peuvent arriver les nouvelles jointures du coude, nous constatons des résultats très variables. Nous ne parlons pas ici évidemment des articulations flottantes : elles ne peuvent servir à rien par elles-mêmes quand les muscles atrophiés sont devenus incapables de récupérer une portion quelconque de leur ancienne puissance, mais elles peuvent encore, si l'on emploie certains appareils, permettre à la main de petits travaux. Pour les autres, nous ne pouvons pas donner une meilleure idée de leur puissance possible et de la variété des résultats qu'en rapportant textuellement les conclusions auxquelles est arrivé M. Ollier en se basant sur ses faits personnels (1).

« Dans les cas types, on obtient une articulation très serrée latéralement et mobile dans le sens antéro-postérieur. Les masses osseuses de nouvelle formation s'emboîtent d'une manière très solide, et quand les muscles ont repris leur action, il en résulte une telle solidité dans l'articulation et une telle force du membre que le sujet peut porter à bras tendu jusqu'à onze et douze kilogrammes.

Un de mes malades, opéré en 1871, pour une arthrite fongueuse et chez lequel je fus obligé d'exciser quelques mois après un prolongement épicondylien exubérant (en forme de malléole saillante), porte aujourd'hui 17 kilogrammes à bras tendu du bras opéré; sa force du côté sain est de 20 kilogrammes. Il avait dix-huit ans au moment de l'opération. Ce cas est remarquable, parce que cette grande force de l'articulation est unie à une mobilité complète aussi étendue qu'à l'état normal. C'est, je crois, le plus fort de tous mes opérés.

On n'obtient pas toujours de pareils résultats. Les sujets qu'on opère tardivement et qui ont une atrophie musculaire très avancée au moment de l'opération et une nutrition générale profondément altérée, ne parviennent pas, s'ils sont

(1) *Rev. de chirurgie*, 1882.

adultes surtout, malgré l'exercice et l'électricité, à porter plus de 4 à 5 kilogrammes à bras tendu; mais c'est déjà un résultat magnifique si on le compare aux anciennes opérations. Quelques-uns de nos opérés, qui n'ont pu parvenir à porter de cette manière plus de 2 à 3 kilogrammes, avaient cependant encore des membres très utiles.

Il y a deux facteurs dans ce résultat définitif : la constitution de l'articulation, l'état des muscles. La trop grande longueur d'os enlevé empêchera, dans certains cas, la reconstitution d'une articulation solide, malgré la conservation de la gaine sous-périostéo-capsulaire; mais on aura toujours un membre bien mieux fixé que si l'on opère par la méthode ancienne. D'autre part, on rencontre quelquefois des atrophies musculaires incurables, et le bras ne prend jamais une grande force, quoi qu'on fasse. »

Et maintenant, est-il nécessaire de tenir compte de la présence des cartilages conjugaux chez l'enfant pour se demander à quel degré de raccourcissement peut entraîner leur ablation?

Nous ne le croyons pas, car au membre supérieur le raccourcissement n'a de conséquences qu'au point de vue orthomorphique; il importe plus d'y avoir de la mobilité que de la longueur. Du reste, les cartilages d'accroissement voisins du coude n'ont pas, à beaucoup près, la même activité que ceux de l'épaule et du poignet.

Nous devrions peut-être, en terminant, reproduire quelques-unes des statistiques qui ont été produites dans ces dernières années; mais cela nous semble superflu au coude plus encore que dans les autres articulations, pour juger la valeur des résections pathologiques que l'on peut y pratiquer. Etant donné qu'elles sont peu graves au point de vue de la vie et qu'elles conduisent généralement à des résultats fonctionnels meilleurs que l'expectation, les chiffres ne nous indiqueraient rien sur les indications de l'opportunité opératoire qui devient par là le point capital de la question.

II. *Résections traumatiques.* — Les résections traumatiques ont été pratiquées souvent et avec des résultats divers; elles ont donné lieu à des polémiques très vives, principalement en Allemagne, non sans qu'il s'y introduisît parfois un peu de politique.

Leur nombre est considérable. Esmarch en a relaté 40 cas après la guerre de Slesvig-Holstein (1848-1850). On en a fait 49 pendant la guerre de Crimée, 3 seulement en Italie, 43 pendant la guerre de Danemark, 114 pendant la campagne austro-prussienne, 764 en Amérique, de 1861 à 1865, et enfin 511 en 1870-1871, ce qui fait un total de 1,524.

C'est à l'enthousiasme provoqué par les résultats de cette opération pendant la guerre du Sleswig qu'il faut probablement attribuer pareille pratique; dans cette campagne, en effet, la mortalité avait été faible (15 0/0), et les résultats fonctionnels avaient paru satisfaisants tout d'abord. Or, si nous nous en tenons à ces derniers, pris en général, et si nous recherchons les conclusions qu'en tirent la plupart des chirurgiens militaires, nous les trouvons bien peu favorables d'une façon générale à la résection du coude en chirurgie d'armée.

« Les quelques réséqués français que nous avons observés après la guerre au Val-de-Grâce, dit M. Spillmann, avaient des membres ballottants et inutiles. »

Le professeur Drakmann s'exprime ainsi devant l'Académie de Copenhague à propos de la guerre des duchés : « La résection du coude est une opération inopportune et de plus nuisible, à cause de ses résultats défectueux au point de vue de l'utilité du membre. »

Lœffler, grand partisan des résections articulaires dont il fait un principe absolu à la suite des plaies par armes à feu, affirme que les résultats fonctionnels de la résection du coude sont déplorables.

Hannover, rendant compte de la situation de 16 invalides danois réséqués du coude, conclut : « La résection du coude a produit un résultat affligeant au plus haut degré. »

Sur 24 sujets relatés par Kratz, 20 avaient des membres absolument inutiles, 4 seulement pouvaient tirer parti de leur membre opéré, et encore était-il en ankylose.

Les observations rapportées par Otis dans le tome II *Chirurgical* de la guerre d'Amérique, ne fournissent pas des résultats plus satisfaisants, règle générale. Mais c'est surtout la statistique de Gurlt qui mérite le plus de créance, parce qu'elle a porté sur des cas déjà anciens, pouvant être considérés comme définitifs, et aussi parce qu'elle résume un grand nombre de faits. Cependant, comme le fait remarquer Loosen, il ne faudrait pas considérer comme des néarthroses parfaites tout ce que Gurlt considère comme très bon, car Gurlt estime que l'ankylose est un résultat aussi bon qu'une néarthrose, pourvu qu'elle soit accompagnée d'un rétablissement complet des fonctions de la main, et il attache plus d'importance au fonctionnement du membre tout entier qu'à celui de l'articulation seule.

Ainsi, sur 355 résections dont l'auteur allemand a pu retrouver les résultats définitifs, il a constaté :

20 résultats très bons, dont 3 ankyloses ;

84 résultats bons, dont 34 ankyloses ;

189 passables, dont 64 ankyloses ;

62 mauvais.

De sorte que, si l'on range les deux premières catégories sous la rubrique résultats favorables et les deux dernières sous le nom de résultats défavorables, on arrive aux proportions suivantes :

Résultats favorables, 29,29 0/0 ;

Résultats défavorables, 70,71 0/0.

Et encore convient-il de ne pas accepter sans réserves la manière de voir de Gurlt. Il range par exemple dans ces 29 0/0 de résultats favorables, non seulement un certain nombre d'ankyloses, comme nous l'avons déjà dit, mais aussi une proportion notable de membres ballottants actifs, lesquels ne peuvent être en définitive utilisés sans appareils prothétiques et pour des travaux demandant peu de force.

Quant à la catégorie des résultats défavorables, ce que Gurlt y range sous la dénomination passables peut, au point de vue fonctionnel, être considéré comme mauvais, puisqu'il s'agit de membres ballottants passifs, d'ankyloses dans l'extension, etc. ; nous ne voyons pas la nécessité de séparer ces faits de ceux qui, outre l'impotence fonctionnelle, ont présenté de la paralysie ou des douleurs et sont cotés mauvais.

Gurlt, en somme, n'est donc venu que confirmer ce que Hannover, Drackmann, Kratz, Lœffler, etc., avaient déjà mis en évidence; seulement le grand nombre de faits qu'il apporte lui a permis de rechercher s'il y a des différences entre les résections primitives, intermédiaires, secondaires ou tardives, entre les résections partielles et les résections totales. Le tableau qu'il a dressé sous ce dernier rapport est très complet et comprend sept catégories où l'on trouve séparées toutes les combinaisons possibles de la résection totale, semi-articulaire ou partielle appliquée aux trois os qui constituent l'articulation du coude; nous ne croyons pas devoir le reproduire, parce qu'il y a des catégories qui contiennent un trop petit nombre de faits pour permettre d'asseoir un jugement définitif. Nous n'en tirerons que cette conclusion générale, à savoir, que les résections totales et partielles ont donné à peu près la même proportion de succès (30 0/0) et d'insuccès (70 0/0).

Relativement à l'ankylose, on trouve également la même proportion dans les résections partielles et dans les résections totales : 44,23 0/0 dans le premier cas, 44,36 0/0 dans le second.

Par contre, on trouve plus d'articulations flottantes à la suite des résections totales (36,22 0/0) qu'à la suite des résections partielles (27, 87 0/0).

En outre, Gurlt a noté que : « le pouls, la température et la sensibilité du membre conservé n'étaient normaux que dans un petit nombre de cas. La sensibilité et la température ont présenté plus souvent que le pouls des modifications profondes. La sensibilité était le plus souvent diminuée, surtout dans la zone du nerf cubital; » donnée importante, aveu bien précieux, dit M. Delorme, qui indique de graves fautes opératoires dont il y aurait injustice à rejeter tout le poids sur l'opération elle-même.

La main n'avait conservé son utilité que dans la proportion de 31 0/0 des cas.

Sur 341 blessés, 251, soit 70 0/0, n'étaient pas capables de gagner leur vie, et 28 0/0 seulement pouvaient le faire en se livrant, pour la plupart, à des travaux peu pénibles.

Voilà, certes, un bien triste tableau de la résection du coude en chirurgie d'armée, et nous sommes loin des résultats que donne la même opération appliquée aux lésions pathologiques. N'est-il pas possible d'atténuer l'impression qui en résulte et qui tendrait à faire considérer la question comme jugée à la fois au point de vue scientifique et pratique, à faire repousser la résection du coude du traitement des plaies de guerre, à lui faire préférer l'amputation qui supprime le membre ou la conservation qui conduit à l'ankylose ? Ne vaut-il pas mieux, demande Gurlt, renoncer aux résections articulaires, ou du moins les pratiquer rarement, et revenir, soit à la méthode expectante d'une manière générale, soit à l'amputation dans certains cas exceptionnels ? La question n'est pas facile à résoudre, car il faut alors tenir compte, non seulement des résultats fonctionnels ultérieurs, mais encore du résultat immédiat, mortalité ; nous croyons, pour notre part, qu'elle ne pourra être logiquement posée que quand on sera certain d'avoir pratiqué les résections en suivant rigoureusement les méthodes capables d'en assurer le succès. C'est là le grand *desideratum*, et bon nombre de chirurgiens militaires reconnaissent qu'il est loin d'avoir été rempli dans le passé, moins encore pour le coude, peut-être, que pour les autres grandes articulations, car les difficultés opératoires y sont assez grandes.

Mais avant d'aller plus loin, établissons d'abord ce que c'est qu'une articulation flottante au coude : elle comprend plusieurs degrés.

Tout d'abord le membre en fléau, où l'avant-bras, complètement passif, subit toutes les influences sans pouvoir résister à aucune.

Puis il y a la forme active ; au repos, le membre est également flottant, mais dès que les muscles entrent en action, ils le font sans force ni régularité, faute d'équilibre entre les antagonistes et d'affermissement de la jointure dans le sens latéral. La flexion est brusque, saccadée, s'exécute tout d'un trait, comme si le membre était mû par un ressort, et en même temps elle se fait sans précision à cause de l'instabilité du plan articulaire.

Enfin, on peut en rapprocher les néarthroses dans lesquelles l'extension n'est pas limitée ; dès que celle-ci dépasse certaines limites, vingt degrés environ, non seulement la flexion ne peut plus s'exécuter, mais l'effort physiologique fait dans ce sens a pour résultat d'augmenter l'hyperextension, si l'avant-bras est placé dans la supination : le long supinateur devenant extenseur par le fait du renversement de l'avant-bras en arrière. Le sujet se trouve dès lors condamné à ne pouvoir fléchir le membre, s'il ne ramène d'abord l'avant-bras dans la pronation, et si, portant le bras dans un certain degré d'abduction, il ne permet à la pesanteur de corriger l'hyperextension en s'exerçant sur l'avant-bras.

Et maintenant, aux faits précités opposons d'autres faits ; pour être moins nombreux, ils n'en sont pas moins capables d'introduire des modifications dans le jugement que les tableaux de Gurlt pourraient faire porter.

M. Ollier a fait pendant la guerre huit résections du coude (1). De ces huit opérés, un malade fut amputé trois jours après par un chirurgien qui ignorait l'opération déjà pratiquée, fait qui indique dans une certaine mesure combien sont défectueuses les conditions des blessés à la suite d'une bataille ; un autre mourut d'hémorrhagie dix-huit jours après la résection : la balle qui avait fracturé le coude avait sectionné l'artère humérale ; quand M. Ollier vit ce blessé trente-six heures après l'accident, le pouls radial était rétabli ; pas d'hémorrhagie, la blessure de l'artère ne fut pas soupçonnée.

Restent six opérés dont on puisse tenir compte. Trois furent traités par une immobilité beaucoup trop prolongée : M. Ollier les retrouva avec une ankylose presque complète. Les trois derniers malades, revus en temps opportun, furent soignés comme il convient : tous présentent des mouvements énergiques de flexion et d'extension ; l'humérus se termine par des renflements articulaires de nouvelle formation.

Ces faits démontrent amplement l'influence des soins consécutifs sur le résultat fonctionnel ultérieur.

D'autre part, M. Ollier n'accepte pas les résections par-

(1) Société de chirurgie, 1872, 3 avril.

tielles, parce qu'elles donnent l'ankylose et favorisent la rétention du pus ; par contre, il pratique les résections semi-
articulaires, qui enlèvent totalement une des faces dans la
jointure et ne conduisent pas à la perte des mouvements.

M. A. Guérin a communiqué, il y a longtemps déjà,
en 1866, à la Société de chirurgie, l'histoire d'un jeune
homme. dont on trouvera l'observation complète dans la
thèse de Painetvin (1). M. Guérin lui avait enlevé en 1862,
à la suite d'un écrasement du coude droit, 9 centimètres de
l'humérus, 1 du radius, 3 du cubitus ; le malade sortit quatre
mois après de l'hôpital, ne portant plus qu'une petite fistule qui se ferma quelques jours plus tard. Pendant deux ans
l'opéré ne put se servir utilement du membre opéré ; mais
depuis cette époque, c'est-à-dire depuis la fin de 1864, le
bras a repris une force extraordinaire, quoique l'ankylose ne
fût pas survenue. « Il se sert de son membre pour mettre sa
cravate, le fléchit dans tous les sens, mais n'acquiert toute sa
force que pour tirer de bas en haut. Il enlève facilement un
poids de 50 kilos dans ce cas, et on l'a vu hier matin,
à l'hôpital Saint-Louis, jouer avec un énorme broc plein de
vin.» M. Guérin avait désiré obtenir une ankylose, mais avec
une ankylose l'opéré n'eût pas eu plus de force dans le
membre opéré, et il est probable que si ce dernier avait négligé
d'exercer son coude, il serait resté impotent. Il s'ensuit que,
même longtemps après l'opération, les muscles peuvent
reconquérir une grande puissance chez les individus qui s'y
appliquent.

Sans doute, il y a bien des degrés dans les désordres anatomiques que produit au coude un projectile lancé par la
poudre ; en dehors des lésions osseuses, si variables dans
leur étendue, il y a souvent des lésions vasculaires et nerveuses qui seront fort compromettantes pour le fonctionnement des muscles. A moins de maladresse chirurgicale
au cours de l'opération, ces conditions n'existent guère dans
les résections pathologiques, mais cependant cela ne nous
explique pas d'une façon satisfaisante pourquoi l'on ren-

____

(1) Thèse de Paris, 1865.

contre tant d'articulations flottantes dans les cas traumatiques et si peu dans les cas pathologiques.

Les articulations flottantes reconnaissent pour causes non seulement une trop grande longueur d'os enlevé, non seulement les délabrements des parties molles, les sections nerveuses amenant les paralysies et atrophies musculaires, les imperfections des procédés et méthodes opératoires, mais aussi et surtout, toutes choses égales d'ailleurs, l'insuffisance d'un traitement consécutif qui n'a pas su réveiller à temps les muscles de leur inactivité. Langenbeck et les chirurgiens allemands attachent une grande importance à cette cause, malheureusement très fréquente, qu'elle prenne naissance dans la négligence ou l'impéritie du médecin; l'avant-bras, dès qu'il commence à pendre le long du corps, exerce par son propre poids des tractions sur la cicatrice; celle-ci, n'étant pas soutenue par des muscles, se laisse étirer peu à peu, surtout s'il n'entre pas dans sa constitution la capsule, le périoste et les tendons voisins.

Enfin et pour terminer, constatons que les résections tardives paraissent avoir donné de meilleurs résultats que les résections primitives; nous savons quelle est l'opinion de M. Ollier à cet égard; nous savons par ses expériences et l'observation clinique que l'inflammation peut, sur un périoste d'adulte, à plus forte raison sur un périoste de jeune homme (et c'est le cas de la plupart des soldats aujourd'hui), réveiller des propriétés ostéogéniques très actives qui concourront à diminuer la distance entre les os réséqués: l'observation de M. Jasseron, déjà citée à propos des résections pathologiques, en est pour le coude un exemple remarquable. N'en doit-on pas tirer cette conclusion pratique : attendre, pour réséquer, que le périoste ait repris son activité spéciale? « Les insuccès des dernières guerres, dit M. Ollier (1), s'expliquent par l'imperfection des procédés opératoires, la négligence du traitement consécutif et l'application intempestive de ces opérations. » Et ailleurs (2) : « Si on ne se hâte pas de

(1) Congrès de Genève, 1877.
(2) Congrès de Londres, 1881.

faire des résections, si l'on cherche d'abord à conserver le membre sans opération, on se ménagera les meilleures chances pour une reproduction osseuse, dans le cas où l'on serait obligé d'en venir plus tard à l'opération. On trouvera un périoste épaissi, vascularisé, à couche ostéogène reconstituée, et l'on obtiendra des régénérations bien plus belles qu'après les résections primitives. »

Neudorfer est absolument du même avis : il ne fait jamais de résections primitives ; il résèque même en plein tissu malade sans remonter jusqu'aux tissus sains, et comme il opère sur un périoste enflammé, comme il n'enlève que de petites portions d'os, « il ne sait pas ce que sont les membres ballottants. »

Ajoutons enfin que les résections secondaires ont encore un avantage apprécié par les auteurs qui trouvent l'ankylose un résultat relativement favorable, c'est celui de conduire facilement à l'ankylose. Il faut avouer en effet que tel doit être le but du chirurgien dans les cas où les délabrements musculaires ou nerveux sont trop considérables *à priori* pour permettre d'espérer que la main puisse être ultérieurement autre chose qu'un crochet absolument passif.

Quant aux résultats que donne la résection du coude appliquée aux luxations compliquées de plaie et d'issue de l'humérus à travers les téguments, ils sont habituellement bons et permettent la reconstitution de l'articulation. C'est même sur des cas de ce genre qu'aurait été pratiquée avec un succès complet, d'après Park, la première résection du coude par un chirurgien du nom de Wainmann, en 1759, et la seconde par Tyre, de Glocester, en 1870. M. Cras nous en a communiqué un cas non moins heureux.

Le blessé, jeune garçon de 11 ans, avait le coude gauche broyé avec issue d'un fragment de l'humérus ; on réséqua par la méthode sous-périostée toute l'extrémité inférieure de l'humérus ainsi que le bec de l'olécrâne qui était fracturé. L'opéré, revu quatre ans et demi après l'opération, a le membre légèrement raccourci. « Le coude est aplati transversalement, mais les muscles sont assez bien développés au bras et à l'avant-bras. Aucune trace de ballottement latéral ; la solidité de l'articulation nouvelle est assurée par le développement d'un long prolongement osseux provenant de l'humérus que l'on prend au premier abord pour la saillie de l'olécrâne et qui descend en arrière du radius, formant en avant une cavité dans laquelle se meut la tête de cet os, en même temps que l'olécrâne hypertrophié se développe en arrière de l'humérus, entravant par son bec l'extension de quelques degrés. La flexion est complète, énergique. Ce jeune homme porte facilement à bras tendu un poids de 3 kil. 500. M. Cras croit que l'emploi du pansement antiseptique n'est pas étranger à cet excellent résultat.

Pour conclure, nous dirons avec M. Spillmann (*loc. cit.*) : « Les succès obtenus dans la pratique civile, dans les résections traumatiques du coude, donnent lieu d'espérer que des méthodes opératoires convenables, et surtout un traitement consécutif bien dirigé, donneront à l'avenir des résultats supérieurs à ceux qui ont été consignés par les chirurgiens allemands. »

<h3 style="text-align:center">§ 3. — Poignet.</h3>

« La résection du poignet est peut-être, parmi les résections des grandes articulations, celle qui est le moins en faveur. En France, elle est à peu près généralement repoussée, et à l'étranger, malgré les résultats signalés par Lister, West, Esmarch, Langenbeck, elle est tenue en suspicion par un grand nombre de chirurgiens. On lui reproche de laisser une main à peu près inutile, d'être plus dangereuse que l'amputation, et de laisser après elle des fistules interminables, qui non seulement empêchent la guérison locale, mais sont une des causes de l'infection générale chez les tuberculeux. Aussi trouve-t-on encore aujourd'hui beaucoup de chirurgiens disposés, selon le conseil de Malgaigne, à rayer absolument cette opération de la pratique (1). »

Ainsi donc, dangers plus considérables que ceux de l'amputation, impotence fonctionnelle consécutive, récidives fréquentes en cas pathologiques, voilà les trois griefs principaux adressés à la résection du poignet. Le premier ne doit pas nous occuper ici ; mais avant de passer à l'étude des deux autres, faisons remarquer l'influence que peuvent avoir sur le résultat ultérieur les directions données aux incisions. Au poignet, tous les organes, sauf le muscle carré pronateur,

____

(1) Ollier, Société de chirurgie, 1883, p. 292.

ont une direction généralement parallèle à l'axe de la région; or, comme le poignet n'est en somme qu'un lieu de passage, comme tout ce qui y passe va à la main pour en assurer les délicates fonctions, il importe de n'y faire que des incisions longitudinales. Butcher et d'autres n'ont pas craint cependant de sectionner les tendons en travers : ils recherchaient l'ankylose. M. Reverdin se déclare (1) tout disposé à les imiter, en se basant sur ce que la résection, raccourcissant le poignet, permet de faire la suture des tendons, et d'en obtenir la réunion, grâce au pansement de Lister. Une telle pratique donne, il est vrai, plus de facilité pour l'opération, mais nous croyons cependant qu'elle n'est pas si sûre que l'autre; il n'est, dans tous les cas, pas nécessaire de retrancher une portion des tendons comme le proposait aussi M. Reverdin, sous le prétexte de favoriser l'adaptation des muscles à la nouvelle distance de leurs points d'attache, car ils sont capables de se rétracter suffisamment par eux-mêmes ; enfin les sections transversales exposent plus que les autres à la lésion de nerfs plus ou moins importants.

Considérons aussi, d'autre part, les rapports presque immédiats des tendons avec l'articulation radio-carpienne et celle du carpe; rappelons-nous que les gaines synoviales de ces tendons ressentent presque toujours le contre-coup des inflammations articulaires; rappelons-nous aussi que parfois ce sont les lésions des synoviales qui déterminent ces dernières, et nous comprendrons les principales difficultés que rencontre le chirurgien, lors du traitement consécutif destiné à rendre aux doigts immobilisés toute l'amplitude de leurs mouvements.

I. *Résections pathologiques.* — Les résections pathologiques du poignet sont, dit-on, fréquemment suivies de récidives, et, en effet, quand on parcourt les diverses statistiques publiées sur ce sujet, on y constate une proportion de récidives plus considérable, peut-être, qu'en toute autre jointure. C'est ainsi, pour nous borner à cette citation, que Folet, dans sa thèse, trouve 14 récidives sur 44 cas. Si nous

____

(1) Reverdin, Société de chirurgie, 1878, p. 471.

rappelons ce que nous avons déjà dit de la distinction à faire entre les récidives vraies et les simples continuations du mal, nous nous prendrons à regretter que les auteurs se soient peu expliqués sur ce point, car c'est là, selon nous, un point capital. En effet, d'après ce que l'on connaît de l'évolution des tumeurs blanches en général, et de celles du poignet en particulier, on peut supposer que, quand il y a continuation de la maladie après la résection, c'est qu'on n'a pas suffisamment enlevé de tissus et qu'on n'a pas réveillé, comme il convient, la vitalité de ceux qui restent; l'hypothèse se justifie si l'on se rappelle la disposition des jointures au poignet et les difficultés de l'opération, en même temps que l'incertitude où l'on se trouve souvent touchant l'étendue du mal.

Tantôt les extrémités radio-cubitales seules sont malades; la maladie s'y confine pendant un certain temps, avant d'envahir la première rangée du carpe : si l'on fait en ce moment la résection, il sera plus facile de la faire complète. Tantôt, au contraire, ce sont les os du carpe, parfois du métacarpe qui sont pris les premiers, et alors on n'est jamais absolument certain d'exciser radicalement tout ce qui doit être enlevé : on fait des résections incomplètes, on laisse dans la plaie des portions d'os tuberculeux plus ou moins broyés et malaxés; non seulement la maladie y continue son évolution, mais on augmente, dit M. Ollier, les chances d'infection générale, la matière tuberculeuse se trouvant mise ainsi dans des conditions favorables à sa dissémination par l'intermédiaire de la circulation.

Rapprochons ce que nous venons de dire des données statistiques que nous fournit la thèse de Folet : sur 9 résections radio-cubitales, cet auteur relève 2 récidives, soit 22,22 0/0; sur 22 résections totales, il y a 7 récidives, soit 31,81 0/0; enfin sur 13 résections carpiennes, il y a 5 récidives, soit 38,46 0/0. — La proportion est donc à son maximum pour les opérations qui intéressent le massif carpo-métacarpien, et si les résections totales donnent un chiffre moins considérable, c'est qu'elles comportent des cas divers, selon que l'affection a pris naissance d'un côté ou de l'autre de l'interligne radio-carpien. En résumé, fréquence plus grande des récidives là où l'opération, étant plus difficile, est moins sûrement radicale.

Il faut constater aussi d'autre part que, toutes choses égales d'ailleurs, les adultes sont plus que les enfants et adolescents exposés au retour du mal sur place : sur treize récidives, en effet, Folet en compte sept de trente à soixante-dix ans, trois de dix à vingt ans et une entre un et dix ans. Mais il n'y a pas en cela d'exceptions à la loi générale ; la conclusion pratique à en tirer s'impose : pas de résection du poignet dès que l'individu a atteint un certain âge, à moins qu'on ne soit certain de la faire radicale, parce qu'alors les fongosités qui pourraient rester ne peuvent pas, comme chez l'enfant, être modifiées par les moyens habituellement mis en usage chez ce dernier.

Si nous passons maintenant à l'étude des résultats fonctionnels, nous voyons que l'idéal est loin d'être toujours atteint. Tantôt l'extrémité recouvre complètement ses fonctions ; d'autres fois elle est encore très utile malgré une ankylose osseuse plus ou moins complète, parce que les doigts ont conservé leurs mouvements ; en d'autres cas la main devient une véritable palette fixée d'une façon rigide au bout de l'avant-bras ; enfin, elle peut, en conservant ou non les mouvements des doigts, être unie avec le segment anti-brachial par une articulation flottante, sans force ni résistance. Examinons successivement ces différents points.

La restauration complète du poignet après la résection ne peut évidemment pas être espérée à la suite de ces opérations qui ont enlevé une partie plus ou moins considérable des métacarpiens, mais cependant on peut même dans ces cas obtenir, sinon le rétablissement de la forme et de la fonction, du moins le retour à peu près complet de cette dernière ; l'observation que M. Reverdin a communiquée à la Société de chirurgie en 1877 en est un bel exemple. L'opérateur avait enlevé les deux rangées du carpe moins le pisiforme, l'extrémité inférieure du radius et du cubitus et l'extrémité supérieure des deuxième et troisième métacarpiens : il s'agissait d'une arthrite suppurée du poignet, d'origine traumatique,

avec fusées purulentes, nécrose des os, etc., chez un homme
de 41 ans. Quatorze mois après l'opération,

« le poignet, à part les cicatrices de l'opération, est assez peu défor-
mé ; l'extrémité inférieure du cubitus tend à faire une certaine saillie
en arrière, surtout dans certains mouvements ; le paquet des tendons
extenseurs fait également saillie en arrière au niveau du poignet, probablement parce qu'ils sont soulevés par les productions osseuses des
os de l'avant-bras ; enfin en avant et sur le côté externe, on voit ramper
la radiale qui est devenue extrêmement tortueuse.

« La palpation à travers les parties molles ne permet pas de se rendre
un compte exact des nouvelles surfaces articulaires ; on sent bien des
saillies osseuses assez irrégulières, paraissant appartenir surtout au
radius, mais il ne semble pas qu'il y ait autre chose ; rien qui ressemble
aux os du carpe, à part le pisiforme qui avait été respecté. En pressant fortement au niveau du nouvel interligne articulaire on écarte
très évidemment d'un centimètre au moins les surfaces contiguës des
os de l'avant-bras et de la main.

« Voilà pour la forme : voyons maintenant les fonctions.

« Les mouvements qui se passent dans l'articulation du poignet sont
réellement aussi complets qu'à l'état normal ; la flexion, l'extension,
l'abduction, l'adduction, la pronation et la supination se font absolument bien, aussi bien qu'au poignet non opéré ; et cette liberté des
mouvements n'est point du tout contrebalancée par une perte de forces ;
j'avais déjà souvent examiné le blessé sous ce rapport ; aujourd'hui il n'a
fait que gagner ; son poignet résiste au mouvement d'extension forcée ;
de telle façon que je ne puis, malgré un effort violent, renverser sa
main en arrière ; il soulève facilement une chaise assez lourde à bras
tendu sans que le poignet cède ; sous ce rapport donc, le résultat est
certainement aussi parfait que possible. Il n'en est pas encore tout à
fait de même de la mobilité des doigts, mais elle a assez gagné en
étendue dans ces derniers temps pour qu'avec de l'exercice on puisse
très certainement espérer dans un avenir peu éloigné un résultat satisfaisant. Au demeurant, l'opéré peut aujourd'hui se servir de sa main
pour différents usages qui réclament soit de l'adresse, soit de la force :
il a recommencé à faire quelques travaux relatifs à sa profession, de
petits ouvrages de menuiserie ; d'autre part, il peut écrire avec sa main
opérée d'une façon satisfaisante, comme en témoignent les deux spé-
cimens de son écriture que je vous soumets.

« Voici quels sont les mouvements actifs de ses doigts : le pouce
peut être opposé soit à l'index, soit à l'annulaire ; il se fléchit médio-
crement ; l'index se fléchit dans ses trois articulations à peu près à
moitié chemin de la flexion complète ; l'annulaire a des mouvements
un peu plus restreints ; ceux du petit doigt sont encore médiocres ; les
mouvements d'abduction et d'adduction des doigts sont tous parfaitement conservés. Grâce à ces différents mouvements, le blessé peut
aujourd'hui saisir solidement des objets volumineux ; il peut saisir des
objets plus petits comme une plume et s'en servir avec une adresse
très suffisante ; il est vrai que pour écrire il utilise plutôt les mouvements de l'avant-bras et du poignet que ceux des doigts, dont la flexion

est incomplète encore. Nul doute pour moi, du reste, que l'organe ne continue à se perfectionner par l'usage ; la sensibilité, il ne faut pas l'oublier, est intacte, ce qui lui permet d'accommoder ses mouvements aux sensations perçues : c'est ce que ne donneront jamais les plus beaux appareils prothétiques. »

D'après M. Ollier (1) l'ablation de la deuxième rangée du carpe, et à plus forte raison celle d'une portion des métacarpiens, ne permet que rarement d'espérer un succès pareil à celui de M. Reverdin. Cependant nous trouvons dans la thèse de Métral deux faits à peu près analogues dus à M. Ollier lui-même; dans l'un des deux cependant l'articulation était moins solide : l'opéré, du reste, était âgé de 30 ans (Obs. III et IV de Métral).

Mais c'est surtout dans les résections semi-articulaires portant sur l'avant-bras, ou dans les résections totales n'enlevant que la première rangée du carpe, que l'on a obtenu les meilleurs résultats; nous pourrions en rapporter un certain nombre qui prouvent l'excellence de la méthode sous-périostée appliquée avec discernement aux tumeurs blanches du poignet: mais ici plus encore que pour toute autre articulation, on obtiendra ces résultats surtout quand les tendons qui avoisinent l'articulation n'auront été ni altérés, ni ankylosés définitivement dans leurs gaines, par le fait de leur inflammation ou d'une immobilisation prolongée.

Cependant, il arrive quelquefois qu'un résultat primitivement parfait se modifie dans la suite, longtemps après l'opération; la main, au lieu de rester dans l'axe de l'avant-bras, s'incline tantôt sur son bord radial, le plus souvent sur son bord cubital, et il se produit ainsi peu à peu une difformité disgracieuse qui peut gêner, mais qui respecte souvent aussi le résultat fonctionnel obtenu : Folet, Esmarch, Lister, E. Bœckel, Verneuil, ont observé des faits de ce genre, et M. Verneuil, qui attribue cette déviation à l'action du cubital antérieur, conseille, en certains cas, de sectionner ce muscle pendant l'opération. Dans le cas de M. Bœckel, la déviation s'était faite sur le bord radial et tenait à ce que le chirurgien

(1) Congrès de Lille, 1874.

n'avait pas cru devoir sectionner au même niveau radius et cubitus.

A côté de ces modifications qui surviennent insensiblement dans la direction de la main et qui constituent en quelque sorte une transposition des surfaces articulaires, sans qu'il y ait véritablement luxation, on peut observer dans certains cas une véritable luxation de la main sur l'avant-bras, sans pour cela que les mouvements soient gênés.

L'opéré que M. Folet avait présenté au Congrès de Lille en 1874 et que M. Ollier avait considéré comme un des résultats les plus complets de la résection du poignet, a été revu six ans après par M. Folet lui-même ; un an après l'opération la guérison était consolidée ; les mouvements de la pseudarthrose n'avaient guère augmenté, mais ils s'exécutaient sans douleur et avec vigueur ; la mobilité des doigts était presque parfaite. Le malade, charretier dans une ferme, pouvait sans gêne panser ses chevaux et se livrer à tous les travaux de sa profession. Or, voici ce que dit M. Folet (1) :

« Aujourd'hui je vous présente mon opéré que je n'avais pas vu depuis six ans. Ainsi que vous le voyez, il s'est fait une légère subluxation en arrière et un peu en dehors des extrémités inférieures des os de l'avant-bras. Le membre étant au repos, pendant au bout du bras étendu le long du corps, cette subluxation est fort apparente. Il y a une saillie postérieure et légèrement externe du radius et du cubitus qui fait une sorte de dos de fourchette très marqué. Cette disposition a naturellement amené un raccourcissement de la longueur totale du membre : ainsi, mesuré de l'épicondyle au bout du médius, la main en pronation, le membre sain a 45 cent., l'opéré 37 ; il y a 8 cent. de différence alors qu'après l'opération il n'y en avait que 4 1/2. Cette saillie postérieure des os du carpe nuit considérablement à l'élégance du poignet qui est assez difforme, mais ne nuit guère aux mouvements qui s'exécutent comme nous l'allons dire.

Mouvements communiqués au poignet. — La flexion de la main sur l'avant-bras se fait aisément jusqu'à l'angle droit, ce qui est la limite normale. L'extension est beaucoup plus limitée. La main ne dépasse guère en arrière le plan de l'axe antibrachial. La supination s'exécute à moitié près du mouvement normal ; la position habituelle est la pronation.

Mouvements volontaires de la main sur l'avant-bras. — La flexion, l'extension, la pronation, la supination s'exécutent volontairement dans les mêmes limites que les mouvements communiqués. Le malade

______
(1) *Bulletin médical du Nord,* 1880.

peut parfaitement et longtemps tenir la main horizontalement au bout de l'avant-bras. Comme vous le voyez, il soulève et maintient à bras tendu une chaise assèz lourde. La saillie radio-cubitale s'accuse surtout dans la flexion de la main sur l'avant-bras.

Je crois que tous ces mouvements ne se passent pas dans une articulation nouvelle, dans une pseudarthrose parfaitement organisée avec néo-surfaces glissant les unes sur les autres; mais que ce sont des mouvements entre segments osseux reliés l'un à l'autre par des liens fibreux solides et serrés, et j'avoue que je suis surpris qu'un appareil aussi rudimentaire puisse donner un aussi bon fonctionnement.

Mouvements des doigts. — Les mouvements des trois derniers doigts sont absolument intacts. A l'index, l'extension est complète, mais la flexion laisse à désirer. Au pouce l'abduction est impossible, mais l'extension est suffisante; l'adduction et la flexion se font bien. Le pouce est donc parfaitement opposable. L'opéré peut serrer avec force les objets, surtout les objets un peu volumineux; il serre très vigoureusement la main qu'on lui tend et l'empêche de s'échapper de ses doigts, quelque traction qu'on exerce. Il ne faut pas croire cependant qu'il soit inapte au maniement des objets fins et aux fonctions de précision; il écrit convenablement de cette main.

L'opéré s'occupe de travaux agricoles et accomplit le labeur pénible de sa profession à l'étonnement de ses compagnons, qui veulent parfois l'exempter de la partie pénible de sa tâche. Pendant les deux premières années, l'articulation se fatiguait vite, et l'opéré était obligé de se reposer souvent, mais depuis quatre ans il n'éprouve plus aucune lassitude, même le soir des journées de grande et lourde besogne agricole.

La santé générale est absolument parfaite.

On le voit, la résection du poignet est susceptible de restituer au malade un membre des plus utiles. Il est vrai de dire, en thèse générale, qu'après la résection au membre supérieur, les membres deviennent peu capables de déployer de la force et que des travaux manuels pénibles deviennent malaisés : il ne faudrait pas attribuer à cette règle une valeur absolue. Notre malade en est une vivante exception et ces exceptions semblent plus fréquentes au poignet qu'au coude. Somme toute, en présence d'une opération conservatrice moins grave que l'opération radicale et pouvant donner de très beaux résultats locaux, le chirurgien, tout en tenant soigneusement compte de la position sociale de l'opéré, des occupations qu'elle lui impose, des soins et du temps qu'elle lui permet de consacrer à sa guérison, me semble pleinement autorisé à faire de nouveaux efforts pour faire entrer dans la pratique une résection qui a pour enjeu un organe aussi précieux que la main. »

Nous n'ajouterons rien à cette conclusion de M. Folet. M. Ollier, qui avant 1870 n'avait, dit-il, pas obtenu de bons résultats de la résection du poignet, parce qu'il opérait trop tard (1) et qu'il n'enlevait pas assez de tissus malades, a

(1) *Lyon médical*, 1882.

obtenu, depuis l'adoption du pansement de Lister, des résultats tout autres. « Les complications infectieuses sont évitées; les processus réparateurs s'accomplissent plus régulièrement et j'obtiens des résultats meilleurs au point de vue orthopédique et fonctionnel (1) », seulement il faut enlever ou cautériser soigneusement tous les tissus suspects, assurer l'écoulement des liquides, surveiller la direction de la main, ne pas faire de réunion immédiate, etc. Le traitement consécutif a la plus grande importance pour les mouvements des doigts, et on ne doit pas se déclarer satisfait quand l'opéré peut écrire et exécuter quelques petits ouvrages. On peut obtenir et on doit demander beaucoup plus. Un des opérés de M. Ollier porte onze kilogrammes à bras tendu, joue du cornet à piston, fait le trapèze, etc. ; un autre porte neuf kilogrammes et gagne sa vie dans une fabrique de chocolat ; un troisième en porte six, d'autres quatre, etc.

Ces résultats si heureux ne sont malheureusement pas toujours observés. « Esmarch croit comme M. Ollier que la résection ne peut être jugée que par des faits anciens et des résultats éloignés ; il a fait publier ses faits personnels dans la thèse de Hinsch, mais leurs résultats ne ressemblent en rien à ceux de M. Ollier; il n'a probablement pas suivi la méthode sous-périostée vraie, et, subissant l'influence du milieu, il a abusé du raclage et de la curette (2). »

Si l'on ne respecte pas en effet autant que possible les tissus péri-articulaires sains, on prive la future néarthrose de ses moyens de solidité et on est exposé, si l'ankylose ne survient pas, à obtenir une articulation flottante, passive quelquefois, active dans d'autres cas; tantôt avec raideur des doigts, tantôt avec conservation de leurs mouvements. Les malades peuvent alors se servir encore utilement de leurs doigts, pourvu que l'on soutienne le poignet par un appareil approprié, et il peut se faire à la longue que la pseudarthrose se resserre assez pour se passer de soutien. C'est ce qui arriva à une opérée du docteur Cras, de Brest : ce chirurgien avait réséqué trois centimètres des os de l'avant-bras, enlevé tout

(1) Société de chirurgie, 1883.
(2) Vincent, Soc. de méd. de Lyon, 1882.

le carpe, abrasé les bases des métacarpiens, coupé franchement les tendons extenseurs, dans un cas très grave d'ostéo-
arthrite tuberculeuse qui lui avait paru tout d'abord ne relever
que de l'amputation ; pendant près d'un an, la malade, qui
avait rapidement guéri de l'opération, fut obligée, pour utiliser sa main (côté droit) au maniement de la machine à cou-
dre, de supporter le poignet par une plaque antérieure en
gutta-percha ; puis les tissus fibreux qui unissaient les os
s'étant peu à peu raccourcis, le poignet put se passer de
soutien et s'ankylosa à peu près sur l'avant-bras, ne conservant que de légers mouvements de flexion. Actuellement « les
mouvements des doigts sont très limités, mais l'opposition du
pouce avec l'index se fait bien, et la malade se sert de sa
main avec beaucoup d'utilité pour son travail ».

Quand l'ankylose survient à la suite de la résection du
poignet, elle ne se fait le plus souvent, d'après Folet, que
par des tissus fibreux ; cette absence de cal rigide explique
pourquoi les déviations consécutives de la main ont été plus
fréquemment observées lors de l'ankylose qu'après la néarthrose ; les tissus fibreux obéissent graduellement aux tractions des tendons et finissent par fixer la main dans une
position vicieuse. M. le professeur Gross, de Nancy, a bien
voulu nous communiquer un fait de ce genre tiré de sa pratique. Nous le résumons ici :

Tumeur blanche carpienne et radio-carpienne datant de deux ans,
survenue probablement sous l'influence de la fatigue chez une jeune
vigneronne de 20 ans qui avait toujours eu jusque-là une santé floris-
sante et ne présentait aucune trace de scrofule, ni dans ses antécédents
personnels, ni dans ses antécédents héréditaires. Les mouvements des
doigts étant conservés et le mal prenant de l'extension, M. Gross pratiqua (5 septembre 1877) deux incisions latérales par lesquelles il réséqua successivement 2 cent. du cubitus et 3 cent. du radius, puis enleva
les deux rangées du carpe tout entières; suture métallique d'une partie
des incisions cutanées, drain dans chacune d'elles ; Lister; appareil
plâtré contentif avec fenêtres. Un érysipèle qui survint au troisième
jour tint pendant quelque temps l'opérée dans un état de fièvre assez
prononcée, car il fit le tour du corps et dura jusqu'au quinzième jour ;
bref, l'état général redevint meilleur, et la plaie marcha régulièrement
mais lentement vers la cicatrisation. Six mois après l'opération, la
malade sort de l'hôpital, où elle ne se représente qu'en janvier 1879.
En ce moment les mouvements de la main sur l'avant-bras sont très
limités; ceux des doigts le sont un peu moins : la jeune femme peut

se servir de ses doigts pour saisir quelques objets, mais n'a aucune force dans le poignet. « Elle ne fut plus revue qu'en 1883, et l'on constata cette fois une luxation de la main sur l'avant-bras avec perte complète des mouvements du poignet et des mouvements très limités des doigts. »

Il est évident que, dans ce cas, les mouvements des doigts se sont perdus peu à peu grâce à l'incurie de la malade, qui ne put pas être suivie, car elle habitait la campagne ; et comme d'autre part la fusion des os ne s'était pas produite par ankylose osseuse, la main s'est peu à peu laissé déplacer et finalement s'est luxée.

Il faut donc, dans l'appréciation des résultats éloignés des résections, ne pas mettre au compte de l'opération ou de la méthode suivie tous les insuccès que l'on peut observer, et nous croyons que l'on peut dire désormais de la résection du poignet pour tumeurs blanches ce que disait à la Société de chirurgie M. Tillaux au commencement de cette année à propos d'un succès présenté par M. Polaillon : « J'ai pris quelquefois la parole pour combattre la résection du poignet, mais, en présence d'un résultat aussi favorable, je crois que l'on est autorisé à pratiquer cette opération. »

Une dernière question se pose à propos de la résection du poignet : celle du raccourcissement. Chez l'adulte, il y a peu à s'en inquiéter, il existe sans doute, mais il est toujours plus ou moins amoindri par des néo-formations osseuses, et dans tous les cas ne s'accentue pas après l'opération. Chez l'enfant, au contraire, lorsque la résection a enlevé le cartilage conjugal inférieur du radius et celui du cubitus, elle détermine forcément l'arrêt de l'allongement de l'avant-bras ; par suite, l'inégalité entre les deux membres, un instant compensée par la régénération des extrémités réséquées, s'établit définitivement quelque temps après l'opération et se prononce de plus en plus, le membre ne s'accroissant plus que par l'extrémité correspondant au coude. Or, des cartilages qui concourent à augmenter la longueur de l'avant-bras, ce sont les inférieurs qui sont les plus actifs.

On devra donc, toutes choses égales d'ailleurs, être réservé dans l'application de la résection du poignet à l'enfant.

Ajoutons encore, pour terminer, une remarque de la plus

haute importance : il importe, toutes les fois que l'on pratiquera une résection pathologique du poignet, de mobiliser, avant l'opération et pendant l'anesthésie chloroformique,
les tendons des doigts souvent reliés depuis longtemps à leurs
synoviales par suite de l'immobilité ou de l'inflammation :
faute de cette précaution, on sera plus tard dans l'impossibilité absolue de restituer aux doigts leur fonctionnement, et
l'on aura compromis l'opération la mieux réglée.

II. *Résections traumatiques.* — Plus encore peut-être que
la précédente, la résection traumatique du poignet a été et
est encore considérée comme ne donnant habituellement que
de fâcheux résultats au point de vue fonctionnel ; de plus,
il y a des auteurs qui « n'entrevoient pas qu'elle puisse
jamais être nécessaire (1) ». Ceci est affaire d'indications et
nous n'avons pas à discuter cette opinion ; cependant nous
pouvons lui opposer celle de Langenbeck qui considère cette
opération comme supérieure à la conservation, en raison de
son peu de gravité d'abord, et aussi parce qu'elle permet
d'éviter, mieux que le traitement conservateur, la propaga-
tion de l'inflammation aux gaines tendineuses, et par conséquent les phlegmons si redoutables qui peuvent en être la
conséquence. M. Legouest n'admet que l'amputation si les
désordres sont tels que l'on ne puisse se borner à l'extraction
des esquilles ; M. Spillmann rejette les résections primitives,
mais il admet les résections médiates et secondaires, qu'il
considère comme préférables à l'amputation quand il n'y a
pas de contre-indications. D'autre part, Von Scheven pense (2)
que la conservation est applicable tout au plus aux cas légers,
où elle n'arrive même pas à conserver les fonctions de la
main ; pour lui les cas graves sont justiciables de la résection : elle donne un meilleur résultat fonctionnel sans élever
la mortalité d'une façon notable.

Ce qui est bien fait pour infirmer la valeur de la résection
traumatique au poignet, c'est l'examen des statistiques rele-
vant les faits des grandes guerres d'Amérique et d'Allemagne.

(1) Nepveu, *Rev. de chir.*, 1883, p. 329.
(2) *Deutsche militærærtzliche zeitschr.*, 1876, p. 218.

Otis, sur 51 cas dont il rapporte les suites éloignées, ne mentionne que trois résultats satisfaisants, et encore quels résultats ! un avec membrutilisable, une avec mouvements articulaires bons, mais grande faiblesse du bras ; le dernier a récupéré en partie les mouvements de la main. Dans tous les autres cas, la main était presque inutile, parfois gênante. Chaque fois ou à peu près que l'on se borna à réséquer exclusivement l'un ou l'autre des os de l'avant-bras, on observa la déviation de la main sur son bord cubital ou radial.

Gurlt, sur 16 réséqués des guerres allemandes, n'a constaté qu'un résultat bon, 8 passables, 6 mauvais, et un très mauvais, autant dire un seul bon sur 16, car ces 8 passables étaient bien peu satisfaisants.

Insisterons-nous sur la nature de ces terminaisons de la résection du poignet en chirurgie d'armée ? Ankylose ou articulation flottante plus ou moins déviée, voilà pour la jointure nouvelle. Si les doigts avaient été mobiles, on pourrait se déclarer relativement satisfait ; mais c'est surtout pour eux que les résultats ont été déplorables : leur rétraction, les adhérences de leurs tendons, l'atrophie de leurs muscles en faisaient des organes absolument inutiles, et si on y ajoute les troubles de la sensibilité et les lésions trophiques de la région, on aura le triste résumé de la plupart de ces opérations.

Doit-on pour cela rejeter de la pratique la résection traumatique du poignet ? Nous avons déjà donné l'opinion de Langenbeck et celle de Von Scheven qui lui sont favorables dans certains cas ; nous avons dit aussi que M. Spillmann admet les résections secondaires. M. Ollier pense que la méthode antiseptique permet de tenter d'abord la conservation dans bien des cas, toutes les fois que la vie du malade n'est pas immédiatement en danger, et qu'elle ménage au chirurgien la possibilité de faire la résection quand le périoste devenu facile à décoller est aussi devenu, par le fait de l'inflammation, plus apte à refaire de l'os.

On ne peut donc pas, aujourd'hui, porter un jugement définitif, et l'on est en droit d'espérer, par ce que l'on observe en chirurgie civile, que les conditions de la chirurgie d'armée pourront être dans l'avenir plus favorables à la résection du poignet qu'elles ne l'ont été jusqu'à présent. Malheureusement on n'est pas en droit de penser que ces opérations donneront jamais des résultats comparables à ceux des résections pathologiques, car il y aura toujours dans les plaies de guerre des dégâts absolument au-dessus des ressources de l'art.

Si l'on veut cependant se faire une idée des résultats que l'on peut obtenir, en cas de plaies par armes à feu, d'une résection sous-périostée bien faite, on n'a qu'à lire l'observation II de la thèse de Métral dont nous ne donnons qu'un résumé :

Jeune garçon de 13 ans, blessé au poignet presque à bout portant par un coup de fusil chargé à plomb; le coup fit balle : on ne voyait, du côté de la sortie des projectiles, que tendons déchirés et fragments d'os brisés; les tendons extenseurs surtout étaient détruits et plus ou moins rétractés, quelques-uns tenant encore par des tractus fibreux.

Ablation des débris de la première rangée des os du carpe en prenant soin de dépouiller chaque fragment de son périoste afin de conserver le plus possible de cette membrane; section des os de l'avant-bras à trois centimètres au-dessus de l'interligne sans chercher à dépasser les fissures; irrigation continue. (M. Ollier n'employait pas encore à cette époque le pansement antiseptique, 15 septembre 1871).

En mars 1875, M. Viennois présente le blessé à la Société de médecine de Lyon : « La cicatrisation est complète, la main est dans la direction de l'avant-bras, tendant un peu à s'incliner sur le radius, les mouvements de flexion et d'extension s'exécutent parfaitement, l'articulation est reconstituée, mais les mouvements actifs ne sont pas encore complets. Les fléchisseurs n'avaient pas été atteints, mais les extenseurs, divisés en partie et dont la continuité n'était assurée que par quelques restes de faisceaux tendineux, ont été plus lents à revenir; ils reviennent peu à peu cependant, et par l'électricité on peut les faire contracter isolément. Il n'y aura de bien compromis que les tendons de l'extenseur et de l'abducteur du pouce, qui ne pourront pas reprendre tout à fait leur action, à cause de la perte de substance au niveau du trou de sortie du projectile. Le pouce s'écarte volontairement à 3 cent. de l'index. On ne peut distinguer à travers la peau l'état réel des articulations des os du carpe; mais quant aux extrémités des os réséqués de l'avant-bras, elles sont dans l'état suivant :

Les os, dont la portion juxta-épiphysaire a été enlevée avec l'épiphyse, se terminent par des masses renflées formant un point d'appui solide aux os du carpe. Il y a 25 ou 30 mill. de raccourcissement, c'est-à-dire une perte de substance égale en longueur à la partie retranchée. Il y a cependant une substance osseuse nouvelle, surajoutée, comme le démon-

trent les renflements terminaux du radius et du cubitus, mais comme
la résection a enlevé les portions qui fournissent les éléments de l'accroissement en longueur, les os grandiront peu dans l'avenir. Ils se
trouvent déjà en retard sur les os du côté opposé qui ont notablement
grandi depuis l'opération.

Nous noterons encore un allongement de compensation de 7 mill. sur
l'humérus du côté opéré, comme M. Ollier l'avait constaté du reste
dans toutes ses résections radio-carpiennes sur les animaux.

Cet opéré est revu en détail, neuf ans après, par M. Métral,
qui constate ceci :

Arrêt d'accroissement considérable des os de l'avant-bras opéré :
8 cent. sur le radius, 6 cent. 1/2 sur le cubitus.

Volume des masses musculaires brachiales et antibrachiales un peu
moins considérable du côté opéré que du côté sain.

Mouvements de flexion et d'extension parfaits aux quatre derniers
doigts, moins étendus mais satisfaisants au pouce.

Mouvements d'opposition et d'abduction très complets au pouce : le
malade écrit comme s'il n'avait pas été opéré.

Au dynamomètre, la flexion est de 42 kil. du côté opéré, de 120 du
côté sain.

Les mouvements de pronation et de supination sont très limités ; ils
représentent à peu près 30° ; la différence de ces mouvements tient à
la soudure des extrémités inférieures du radius et du cubitus, soudure
incomplète cependant.

Le malade porte à bras tendu un poids de 11 kilog., tenant le poids
seulement avec les doigts et soutenant l'effort pendant quelques secondes.

Nous ne croyons pas, pour notre compte, que l'on puisse
trouver un fait plus instructif et plus probant sous tous les
rapports. Langenbeck en a rapporté un presque aussi complet (1).

<h2 style="text-align:center">§ 4. — Hanche.</h2>

Nous venons de voir qu'au membre supérieur les résultats
fonctionnels des résections articulaires n'acquièrent toute
leur valeur que quand ils réunissent la mobilité à la solidité
des nouvelles jointures ; il n'est même pas nécessaire que
celle-ci soit absolument pareille à l'état sain ; il suffit qu'elle
soit assez grande pour permettre à la main de se porter avec
précision dans tous les sens.

(1) *Arch. f. Klin. Chir.*, t. XVI.

Au membre inférieur, les conditions ne sont plus tout à fait les mêmes : ce qu'il importe avant tout, c'est d'y assurer la solidité et autant que possible l'égalité en longueur des organes de sustentation. A ce titre, tel résultat de la résection qui serait considéré comme défectueux au membre supérieur sera regardé ici comme le but auquel doivent tendre les efforts du chirurgien.

La hanche a été réséquée pour ankylose coxo-fémorale, pour tumeurs blanches et pour traumatismes avec plaies pénétrantes de l'articulation ; il faut donc ici distinguer, comme nous l'avons fait pour toutes les autres jointures, les résections pathologiques et les résections traumatiques ; mais avant d'entreprendre l'étude des résultats éloignés de chacune d'elles, faisons remarquer que leurs résultats immédiats sont aujourd'hui bien meilleurs que ce qu'ils étaient autrefois avant l'emploi des méthodes antiseptiques. Ainsi, par exemple, tandis que la statistique de M. Lefort accusait en 1860 une mortalité de 33 0/0 au minimum en rejetant tous les cas de mort non imputables à l'opération ; tandis que celle de Good relevait en 1869 une proportion de morts égale à 53,57 0/0, nous voyons Volkmann faire, dans ces dernières années, 48 résections avec 4 morts seulement, soit 8,33 0/0. Sans doute, il faut tenir compte de l'état général des malades avant la résection et faire remarquer que Volkmann opère en général de très bonne heure, alors que la santé n'est pas encore détériorée ; mais néanmoins, ces réserves faites, on peut affirmer que le pansement de Lister, ici comme en d'autres circonstances, a diminué la gravité opératoire et a permis d'étendre les indications de la résection.

L'étude des résultats définitifs de cette opération est assez complexe ; elle comporte, relativement à l'âge des opérés et à l'étendue des portions d'os réséquées, des questions dont l'importance est beaucoup plus grande qu'au membre supérieur : là, le raccourcissement du bras ou de l'avant-bras n'intéresse pas directement la fonction ; ici, au contraire, la diminution de longueur du membre modifie au plus haut point, dans certains cas surtout, la valeur fonctionnelle du résultat opératoire. C'est ce que nous montreront clairement les résections pathologiques.

I. *Résections pathologiques.* — Nous n'envisagerons pas séparément les résultats de la résection appliquée à l'ankylose coxo-fémorale, comme nous l'avons fait à propos de l'ankylose du coude, car ils ne comportent rien de spécial. Ici, pour l'ankylose comme pour les tumeurs blanches, l'intervention chirurgicale aboutit soit à la constitution d'une articulation mobile, soit à la formation d'une nouvelle ankylose.

Nous aurons donc surtout en vue la résection appliquée aux tumeurs blanches. C'est principalement à propos de ces affections que se soulève la grave et capitale question de l'accroissement ultérieur du fémur, les opérés étant le plus souvent des enfants ou des adolescents.

Étudions d'abord quels sont les résultats anatomiques de l'opération, c'est-à-dire les nouveaux rapports qui s'établissent entre le fémur plus ou moins raccourci et le bassin. Nous ne possédons pas, à cet égard, de pièce suffisamment explicite, au moins chez l'homme : on conserve cependant au musée du Collège des chirurgiens de Londres le bassin de John W..., le premier réséqué de la hanche, l'opéré de White, de Westminster (1821), mais la nouvelle articulation n'a pas été ouverte ; on ne peut pas y constater « les changements qui se sont produits dans les tissus pour former une jointure presque aussi parfaite que l'articulation normale. » White note cependant que « le corps du fémur paraît avoir perdu son pouvoir d'élongation consécutive, car pendant la vie de l'enfant, de fréquentes mensurations permirent de constater qu'il ne s'était pas allongé, » et il ajoute : « Probablement ce fait que les os ne s'accroissent pas après la résection de leur tête n'est pas assez connu (1). »

M. Lefort, qui a pu examiner cette pièce et en prendre le dessin, la décrit ainsi dans son Mémoire : « Il semble s'être fait une articulation nouvelle. Malheureusement je n'ai pu en voir l'intérieur, car la capsule fibreuse de nouvelle formation est intacte. L'extrémité supérieure du fémur est légèrement

____

(1) Le Fort, *De la résection de la hanche dans les cas de coxalgie. Mém. de l'Ac. de méd.*, t. XXV, 1860.

renflée, elle appuie sur l'os iliaque à peu près au niveau où existait primitivement la cavité cotyloïde. Cette extrémité est entourée de tissu fibreux, d'une sorte de bourrelet ligamenteux qui l'enveloppe complètement et va s'insérer sur l'os des îles. » D'autre part, Sayre a eu l'occasion d'observer, au bout de trois ans, l'articulation coxo-fémorale d'un de ses réséqués : il s'agissait d'un enfant opéré à l'âge de 2 ans et 9 mois. « La dissection de l'articulation coxo-fémorale montra une articulation nouvelle qui ressemblait beaucoup à l'articulation du côté opposé, mais avec un moindre degré de mouvement (1). » Cette description est un peu succincte.

En revanche, si nous ne possédons pas d'autopsie complètement démonstrative chez l'homme, l'expérimentation sur les animaux a fourni des détails plus précis. Nous ne pouvons reproduire ici les résultats constatés successivement par Vermandois (1781), Chaussier (1795), Kœhler (1786), Wachter (1810), Textor, Heine (1834); tous montrent la possibilité d'obtenir des articulations de nouvelle formation à la suite de la résection du fémur chez les animaux. Nous nous bornerons à rapporter les conclusions que M. Ollier a tirées de ses belles expériences, car elles spécifient un certain nombre de points qui ne sont pas notés, ou ne le sont qu'imparfaitement par les premiers auteurs.

M. Ollier constate d'abord que chez les animaux l'ankylose ne se produit jamais. « Quand on opère par la méthode ancienne, les résultats sont d'autant plus imparfaits qu'on a moins ménagé les muscles et la gaine périostéo-capsulaire et retranché une plus grande longueur d'os ; les membres sont alors flottants et sans grande utilité ; mais quand on opère par la méthode sous-périostée, quand on conserve surtout la totalité de la capsule fibreuse articulaire, on obtient toujours une articulation solide et mobile, différant sans doute au point de vue anatomique de l'articulation primitive, mais ayant la même utilité au point de vue fonctionnel. »

La tête fémorale ne se reproduit jamais, n'étant pas entourée par le périoste.

(1) *New-York med. Journ.*, mai 1878.

Ici, cependant, il faut distinguer les cas dans lesquels on enlève la tête fémorale seule de ceux où l'on retranche le col à sa base, ou bien toute l'extrémité supérieure en faisant porter la section au-dessous du grand trochanter.

Quand le col est conservé, il peut s'enfoncer dans la cavité cotyloïde et jouer le rôle de tête : dans les deux autres cas l'articulation ne peut plus se reconstituer sur son type primitif. Si le trochanter a été respecté, comme il est plus élevé que la cavité cotyloïde, il ne peut pas aller y prendre la place de la tête enlevée ; s'il a été réséqué, on peut bien mettre le bout supérieur du fémur en regard du cotyle, mais le mode de réunion n'est pas différent dans les deux cas. Il se fait alors, aux dépens de la capsule et du périoste qui s'épaississent considérablement, aux dépens du ligament rond quelquefois, « une sorte de col ligamenteux. Mais ce col, au lieu d'être rigide comme le col normal, est souple et flexible ; aussi soutient-il le bassin d'une manière toute différente que dans les conditions normales. »

Ainsi articulé, le bassin doit tendre constamment à s'abaisser et le fémur à remonter par l'élongation des ligaments suspenseurs ; aussi faut-il que ces ligaments (capsule et ligaments interosseux) soient très forts et très épais, pour maintenir constamment ces os dans les mêmes rapports. Quand on conserve intégralement la capsule articulaire, la nouvelle articulation, malgré la défectuosité de son type anatomique, acquiert toute la solidité et toute la souplesse nécessaires pour un fonctionnement du membre aussi complet, en apparence du moins, qu'à l'état normal.

Ces résultats, on les obtiendra certainement chez l'homme quand on se mettra dans des conditions analogues, c'est-à-dire quand on pratiquera la résection de la hanche en conservant toutes les résistances et tous les organes de mouvement de l'ancienne articulation, et quand on opérera avant que ces tissus aient été détruits ou atrophiés par les progrès de la maladie (1).

M. Ollier a constaté également chez les animaux que le

(1) Ollier, *Rev. de chir.*, 1881, p. 204.

bassin prend le type oblique ovalaire ; en même temps la cavité cotyloïde devient moins profonde, se comble par des tissus fibreux et s'agrandit dans son diamètre vertical.

N'est-ce pas là, à peu de chose près, ce que l'on observe chez l'homme, lors de luxation congénitale du fémur ? Et si l'on pouvait hésiter à appliquer à notre espèce les conclusions de M. Ollier, en objectant que l'organisme des animaux se prête mieux que le nôtre à ces néo-formations articulaires et à ces compensations fonctionnelles, ne trouvera-t-on pas dans l'anatomie pathologique de ce déplacement des raisons sérieuses d'adopter la manière de voir du savant lyonnais ?

Du reste, le col ligamenteux dont M. Ollier a constaté la formation chez les animaux ne diffère pas extérieurement de celui que M. Lefort a vu sur la pièce de White; il ne peut donc y avoir d'incertitude que sur une question d'assez minime importance, à savoir si chez l'homme il se forme comme chez le chien des surfaces cartilagineuses de glissement entre l'extrémité supérieure du fémur et l'os iliaque.

Quoi qu'il en soit de ce point d'anatomie pathologique, nous nous croyons en droit de conclure à la reconstitution de l'articulation sur le type que nous venons d'indiquer quand, après la résection coxo-fémorale, l'opéré peut marcher et accomplir tous les mouvements du fémur d'une façon à peu près normale. Nous disons à peu près normale, car il faut tenir compte d'un certain nombre d'imperfections fonctionnelles, fatales pour ainsi dire, et dues soit au raccourcissement qui suit toujours la résection, soit aux changements que l'ablation du col détermine dans la mécanique des muscles qui s'insèrent à l'extrémité supérieure du fémur.

Outre cette terminaison par pseudarthrose, la résection de la hanche peut être suivie d'ankylose osseuse ou fibreuse. Ce résultat est rarement signalé dans les statistiques; celle de Good n'en accuse qu'un cas sur les 52 dont elle mentionne l'état fonctionnel. Il est probable, dit M. Ollier, que cette proportion n'en représente pas du tout la fréquence; pour lui, il a obtenu l'ankylose plus ou moins complète sur la plupart de ses opérés, et il la considère comme une terminaison heureuse chez les individus qui sont ou seront plus tard obligés de se livrer à des travaux pénibles, car elle supprime les déplacements secondaires du fémur réséqué, ainsi que la possibilité des récidives ; elle serait plus fréquente à la suite de la méthode sous-périostée. Les inconvénients de l'ankylose sont grands, car elle prive les opérés d'une foule de mouvements utiles pour les divers actes de la vie, mais son grand avantage est de permettre la marche sans fatigue et sans douleurs pendant des journées entières. Elle est sous ce rapport, comme nous le verrons, bien préférable à la pseudarthrose.

Ainsi donc, des deux résultats anatomiques possibles de la résection coxo-fémorale, le moins brillant, celui qui supprime complètement la mobilité, est en revanche le plus sûr à tous les points de vue ; nous ne nous y arrêterons pas davantage, mais nous ferons toutefois remarquer qu'un fémur ankylosé à l'os iliaque n'est pas à l'abri de certaines causes de raccourcissement dont nous étudierons l'action dans un instant.

Comparée à l'ankylose sous le rapport de l'utilité, la pseudarthrose a paru tantôt meilleure, tantôt moins bonne ; cela tient à ce qu'il y a une grande variété dans la puissance fonctionnelle de la nouvelle jointure. Nous avons déjà plusieurs fois appelé l'attention sur l'état d'atrophie possible des muscles d'une articulation au cours d'une tumeur blanche ; c'est un facteur dont il faut évidemment tenir compte pour ne pas mettre au passif de la résection ce qui existait déjà avant elle ; il peut conduire à l'inutilité complète des membres. Est-ce à cette cause, est-ce à l'imperfection des procédés opératoires employés jusque-là qu'il faut rapporter les insuccès fonctionnels relatifs mentionnés dans les statistiques de M. L. Lefort et de Good ? C'est ce qu'il est difficile de dire.

En réunissant les faits relatés par ces deux auteurs on arrive à un total de 94 guérisons. Sur ce nombre, 24 fois le résultat fonctionnel n'est pas indiqué pour des raisons diverses que nous n'avons pas à apprécier. Parmi les 70 cas restants, nous trouvons 6 malades qui ne marchent qu'avec des béquilles, un certain nombre auxquels suffit une canne, beaucoup qui n'ont besoin d'aucun support (19 fois sur les

52 cas de Good); chez presque tous le membre peut supporter le poids du corps, mais tous ont besoin d'une chaussure spéciale à talon élevé. En somme, le résultat, considéré en général, n'est pas mauvais; malheureusement, comme le dit M. Ollier, « il est bien difficile de savoir, par les observations publiées, le degré de la force et de l'utilité du membre. De ce qu'un opéré est signalé comme marchant sans bâton ou se servant de son membre, on ne peut en tirer aucune donnée rigoureuse pour l'appréciation exacte du résultat opératoire. » Et ailleurs : « Tout ce que j'ai pu voir et entendre de la part des chirurgiens qui ont pratiqué depuis longtemps cette opération, me porte à penser que les articulations à la fois solides et mobiles, capables de fonctionner longtemps sans fatigue, sont tout à fait exceptionnelles. Le plus souvent la solidité augmente aux dépens de la mobilité et réciproquement. »

On ne peut donc pas conclure de ces statistiques que la pseudarthrose, si imparfaitement constituée qu'elle soit, constitue toujours un résultat plus avantageux que l'ankylose. En revanche, il y a de nombreuses observations qui démontrent l'excellence fonctionnelle possible de la pseudarthrose dans certains cas : on en trouvera de remarquables exemples dans le mémoire de M. Lefort, dans la thèse de Good, dans les comptes rendus de divers congrès scientifiques . Sayre (1) a rapporté les détails suivants sur un de ses opérés qui avait neuf ans au moment de la résection : le malade, à qui trois pouces de fémur avaient été enlevés et qui, par conséquent, avait été réséqué bien au-dessous des trochanters, peut fléchir la cuisse à angle droit. Il peut courir et danser aussi bien que tout enfant de son âge. Il a gagné un prix de patinage cinq ans après l'opération, en 1869. « Mais ces faits ne peuvent pas être considérés comme la règle. Il ne faut pas seulement tenir compte des cas brillants qu'on montre dans les congrès ; il faut se demander ce que deviennent la majorité des cas qu'on opère et dont on ne parle plus. On doit d'autant plus se le demander que l'imperfection des résul-

(1) *Lectures on orthopedic surgery*, p. 304.

tats est la principale cause de la réaction qui s'opère en Angleterre et dont Holmes s'est fait un des principaux champions (1). »

M. Ollier pense cependant que, si l'on a obtenu souvent chez l'homme des résultats imparfaits au point de vue orthopédique et fonctionnel, c'est qu'on a opéré trop tard, alors que les éléments nécessaires à une reconstitution régulière de l'articulation avaient été détruits. Il y aurait donc tout avantage à opérer de bonne heure, pour obtenir un bon résultat fonctionnel ; c'est la pratique suivie par beaucoup de chirurgiens en Allemagne, par Volkmann en particulier. M. E. Bœckel, qui a publié un beau résultat de la résection coxo-fémorale, en 1866 (2), nous écrivait dernièrement à propos de cet opéré : « La guérison s'est parfaitement soutenue, le garçon porte des paniers de linge. J'ai fait depuis ce temps plus de trente résections de ce genre avec des résultats variables, toujours bons quand le cas n'était pas trop avancé. »

Comparant les résultats de la résection coxo-fémorale à ceux du traitement conservateur, Holmes s'exprime ainsi : « Je pense que les résultats de la résection ne sont pas supérieurs. Il est vrai que les mouvements individuels sont plus libres ; l'extension et l'abduction se font librement ainsi que la flexion, ce qui n'est guère le cas après la guérison naturelle, mais si j'en crois mon expérience, le membre est rarement aussi solide et puissant pour la marche, et le malade n'est ni si actif, ni si vigoureux (3). »

Pour Sayre, à part un de ses cas qui s'est terminé par ankylose, tous les autres « conservent plus ou moins complètement les mouvements, et ont une difformité infiniment moindre que celles qui accompagnent la guérison par les procédés naturels. »

Volkmann affirme que « la presque totalité des malades qu'il a vus guérir après la résection a pu marcher lestement et sans douleur. »

(1) Ollier, *Rev. de chir.*, 1881, p. 391.
(2) *Gaz. méd. de Strasbourg*, 1866, p. 11.
(3) *Med. Times and Gaz.*, nov. 1877.

Il y a donc d'assez grandes divergences d'opinions relativement à la valeur de la résection coxo-fémorale au point de vue fonctionnel ; basées les unes et les autres sur des statistiques individuelles, ces opinions ne sont peut-être différentes que parce que les indications de l'opération sont diversement saisies par les chirurgiens, parce que l'intervention des uns est hâtive, celle des autres retardée, parce que les tissus sont ou non encore susceptibles de fournir des éléments solides à la nouvelle articulation, toutes conditions qui influent au plus haut degré sur le résultat définitif.

Il arrive souvent, d'autre part, que les pseudarthroses subissent longtemps après l'opération des modifications qui en changent complètement le fonctionnement. Langenbeck pense que beaucoup d'entre elles finissent par l'ankylose quand les opérés se servent depuis un certain temps de leur membre ; il s'y fait une sorte d'inflammation chronique avec douleur qui force les réséqués à se reposer, et pendant ces périodes d'inactivité la jointure se raidit de plus en plus. M. Ollier considère ces douleurs et ces poussées intermittentes d'inflammation comme prédisposant à la récidive, une nouvelle arthrite pouvant se développer. Toutefois, il est une modification peut-être plus fréquente que l'ankylose de la jointure : c'est l'allongement des trousseaux fibreux qui unissent le fémur au bassin ; il permet à celui-ci de s'abaisser d'autant. Ceci nous amène à étudier la question du raccourcissement.

Ici, il faut distinguer s'il s'agit d'un adulte ou bien s'il s'agit d'un enfant.

Dans les deux cas il y a toujours un raccourcissement immédiat : il est minime et à peine appréciable, quand on s'est borné à faire la résection du col en conservant soigneusement la gaine périostéo-capsulaire ; il peut être très considérable après les sections sous-trochantériennes étendues, quand il ne s'est pas reproduit d'os en quantité suffisante pour combler la perte de substance. Mais, en admettant que les deux fémurs paraissent aussi longs l'un que l'autre tant que l'opéré reste au repos, il n'en est plus de même quand il veut marcher ; alors les ligaments de nouvelle formation, renversés pour ainsi dire sous l'influence du poids du corps, prennent une direction oblique en haut et en dehors, permettant ainsi à l'extrémité supérieure du fémur de monter plus ou moins vers la fosse iliaque externe, et cela chaque fois que l'opéré, posant le pied sur le sol, s'appuie sur le membre réséqué. Ultérieurement, si les ligaments n'ont pas acquis une puissance suffisante pour supporter cette pesée intermittente du corps pendant la marche, ainsi que la traction continuelle exercée par les muscles qui se rendent du bassin à la diaphyse fémorale, ils se laisseront étirer petit à petit, en augmentant non pas le raccourcissement vrai du fémur, mais son raccourcissement apparent. D'après M. Ollier, cette ascension tend toujours à se produire, malgré le traitement le mieux dirigé : elle exercera donc son influence chez l'adulte comme chez l'enfant.

Chez ce dernier le problème est beaucoup plus complexe, et les auteurs sont loin d'être d'accord sur l'influence que la résection du fémur y exerce sur l'accroissement en longueur de l'os. Nous avons déjà mentionné la remarque que faisait White à propos du fémur de son opéré qui « avait cessé de s'accroître. » Il est certain que l'ablation des cartilages conjugaux de l'extrémité supérieure du fémur doit être considérée comme la cause principale de cet arrêt d'accroissement, indépendamment des divers troubles de nutrition générale qui peuvent exister du fait de la maladie. Quand on a supprimé ces cartilages, l'os continue néanmoins à grandir, grâce au disque cartilagineux inférieur, qui possède, d'après les recherches de M. Ollier, une puissance d'action plus considérable que les premiers ; mais l'activité du cartilage inférieur n'arrive pas à compenser la perte, et si la résection a été faite dans un âge peu avancé, la différence de longueur entre les deux membres, faible au moment de l'opération, s'accentuera de plus en plus ultérieurement, et sera parfois considérable quand le sujet sera arrivé à l'âge adulte.

Mais il importe, pour apprécier ce raccourcissement, de tenir compte des compensations qui s'établissent dans les articulations du bassin et de la colonne vertébrale après l'opération : il faut distinguer le raccourcissement réel du raccourcissement apparent et prendre pour les mensurations des points de repère convenables. Il ne faut pas mesurer seulement du trochanter au condyle externe du fémur, mais de l'épine iliaque antéro-supérieure à l'interligne articulaire du genou, en plaçant les membres dans une direction symé-trique par rapport au bassin.

Les auteurs, dit M. Ollier, se contentent le plus souvent de dire que le membre est peu ou pas sensiblement raccourci, et ils ne tiennent généralement compte que du raccourcisse-ment apparent. Ils donnent des moyennes qu'ils établissent sur un nombre de faits absolument disparates ; ils ne s'in-quiètent pas du temps écoulé depuis l'opération, ni de l'âge des sujets, et ils arrivent, comme Good, par exemple, à éva-luer à 1 pouce 1/2 seulement le raccourcissement dû à la résection de l'extrémité supérieure du fémur. Or, il est indispensable, d'après lui, de comparer des enfants du même âge et pendant le même laps de temps après la résection. Good cite des cas cependant où la perte de longueur était de 2, 3 et 4 pouces, soit 10 centimètres, mais ces faits sont encore difficiles à commenter, parce que les opérés n'ont pas été en général suivis assez longtemps.

La statistique de Culbertson n'est pas plus satisfaisante : l'auteur donne comme moyenne un pouce huit dixièmes de raccourcissement, et il admet que la résection nuit peu à l'accroissement du fémur : conclusion beaucoup trop absolue et qui ne peut être généralisée.

D'autre part, certains auteurs citent des faits tout à fait contraires aux données physiologiques de l'allongement des os. Sayre, par exemple, rapporte le cas d'une enfant de neuf ans qui subit une résection sous-trochantérienne en 1854 ; vingt ans après elle ne présente qu'un raccourcissement d'un demi-pouce. Le même chirurgien n'aurait constaté qu'une diffé-rence de trois quarts de pouce, onze ans après une opération dans laquelle la section avait été faite à un pouce et demi au-dessous du petit trochanter, chez un enfant de neuf ans.

En 1877, Holmes a publié, dans sa leçon sur les résections de la hanche, trois faits intéressants relatifs à des sujets opérés dans leur enfance ; seulement il ne dit pas à quel niveau la section de l'os a été faite. Voici ces trois observations (1).

I. — James T..., âgé de 23 ans, opéré depuis onze ans environ. Le membre entier est atrophié, et le raccourcissement, mesuré de l'épine iliaque antéro-supérieure à la plante du pied, est de plus de 7 cent., mais le raccourcissement apparent mesuré, le sujet étant debout, par une perpendiculaire abaissée de chaque épine iliaque antéro-supérieure sur le sol, n'excède pas 5 cent., le bassin s'étant abaissé du côté correspondant à l'opération. Des 7 cent. 1/2 de raccourcissement réel, 5 seulement appartiennent au fémur mesuré de l'os iliaque à la rotule; les 2 cent. 1/2 qui restent appartiennent à la jambe. Non seulement le membre est atrophié, mais toute la moitié du tronc du côté de la lésion (côté droit) est plus petit que le côté gauche. Les mouvements de la nouvelle jointure sont libres et s'accomplissent sans douleur, avec une légère sensation de craquement. Le malade ne peut se tenir debout sur cette jambe seule. C'est un jeune homme faible, pâle, d'une vie sédentaire, mais il peut marcher une distance ordinaire et faire son travail journalier sans inconvénient.

II. — Louise S..., âgée de 18 ans, réséquée de l'articulation il y a environ douze ans. Le membre est un peu atrophié. Le raccourcissement, mesuré de l'épine iliaque antéro-supérieure à la rotule, est presque de 9 cent.; la mensuration donne le même résultat en prenant la malléole externe pour point de repère inférieur. La réunion est bonne, la flexion et l'abduction sont libres, les mouvements passifs ont lieu sans douleur. Le membre opéré est juste capable de supporter seul le poids du corps. La santé générale est bonne; l'opérée peut marcher tant qu'elle veut, mais son métier est sédentaire.

III. — Lydia B..., âgée de 15 ans. Une première opération fut pratiquée dans son enfance, à l'âge de 2 ans, mais, quelques années après, on enleva une portion d'os malade en intervenant une seconde fois. Cette jeune fille porte une bottine à haut talon avec une semelle de 7 cent. 1/2; mais le raccourcissement réel, mesuré de l'épine iliaque antéro-supérieure à la rotule et à la malléole interne, est un peu moins de 5 cent. Le membre opéré est bien développé, mais moins gros que l'autre. La réunion est intime, de sorte que dans le mouvement de flexion le bassin est un peu entraîné par le fémur: ce mouvement de flexion n'est pas aussi étendu que le sont ceux de l'abduction et de l'extension. Les mouvements passifs ne provoquent pas de douleur. Elle peut se tenir debout pendant cinq minutes sur le côté opéré. Son métier l'oblige à marcher au moins 6 kilomètres par jour, ce qui ne la fatigue pas. La santé générale est parfaite.

Pour Holmes, ces observations prouvent que la croissance du membre n'est pas retardée par l'excision de l'extrémité supérieure du fémur : « Les mensurations de ces trois mem-

(1) *Med. Times and Gaz.*, 1877, p. 483.

bres montrent que cette opération n'est pas suivie de raccourcissement progressif, contrairement à ce qui a lieu après
l'excision du genou, où il n'est pas rare de trouver un raccourcissement de quinze à vingt centimètres, quand la diaphyse a
été entamée. Dans aucun des cas cités plus haut, le raccourcissement ne fut trouvé supérieur à la portion d'os enlevé. »

Tous les opérés de M. Ollier ont présenté, règle générale,
« un raccourcissement relativement plus considérable que
celui qui est indiqué dans la plupart des observations auxquelles nous faisons allusion » (cas de Sayre).

Quoi qu'il en soit, « de l'ensemble des faits publiés jusqu'ici
par les chirurgiens qui ont pratiqué la résection de la hanche
chez les enfants, il paraît ressortir que le raccourcissement est
en général peu considérable, ou du moins qu'il n'est pas
assez marqué pour constituer un obstacle au fonctionnement
du membre. Mais que d'incertitudes encore sur le degré et la
nature de ce raccourcissement, et sur les circonstances qui
l'ont enrayé dans certains cas et exagéré dans les autres »
(Ollier).

Or, on sait que l'extrémité supérieure du fémur, formée
dans les premiers temps de la vie par un cartilage unique,
ne tarde pas à présenter deux points d'ossification qui se
trouvent bientôt isolés de la diaphyse de l'os par deux dis-
ques cartilagineux d'accroissement, un pour la tête, un pour
le grand trochanter. Le premier constitue le facteur de l'allongement du col : vu la direction oblique de ce dernier, il
sert surtout à écarter la diaphyse fémorale du bassin, mais
il contribue aussi dans une certaine mesure à augmenter la
longueur totale de l'os. Le second, au contraire, ne participe
pas à l'accroissement du fémur considéré comme base de sustentation du corps ; il se borne à fournir au développement du
trochanter. L'un des deux peut être annihilé dans ses fonctions sans que l'autre cesse de remplir les siennes; c'est ce
que démontrent les expériences entreprises dans ces derniers
temps par M. Ollier. Il était important de bien préciser ces
faits pour se rendre compte des causes d'erreurs qui peuvent
se glisser dans l'appréciation du raccourcissement après la

résection. Lorsque, par exemple, la résection porte sur le col fémoral seul, le grand trochanter continue à s'accroître dans la suite, en remontant vers la crête iliaque; il exagère, en apparence du moins, l'ascension habituelle du fémur due au relâchement des ligaments, et si l'on se contente alors de mesurer le fémur en prenant le sommet du trochanter pour point de repère supérieur, on peut noter une absence presque complète de raccourcissement, et en tirer des conclusions erronées touchant l'influence de la résection du col sur l'allongement physiologique du fémur.

C'est en se basant sur ses expériences que M. Ollier est arrivé à cette donnée : « De trois ans à la fin de la croissance, l'os s'accroît de huit à neuf centimètres environ par en haut ; c'est donc ce déficit qu'il faut attendre des résections pratiquées vers l'âge de trois ans.

C'est à peu près la différence que nous trouvons signalée dans quelques observations recueillies chez des sujets opérés dans l'enfance et observés à la fin de la croissance, telles que celles de Holmes dont nous avons fait connaître plus haut les résultats. »

Il faut y ajouter aussi deux à quatre centimètres pour l'atrophie générale du squelette du membre; ce dernier élément se trouvant sujet à des variations déjà indiquées et pouvant atteindre des proportions plus considérables.

Ce qui vient encore à l'appui de ces conclusions, c'est le degré de raccourcissement qui est parfois la conséquence de certaines coxalgies suppurées, ayant selon toute apparence provoqué l'ossification prématurée du cartilage conjugal. M. E. Bœckel (1) cite plusieurs observations de ce genre où la différence de longueur entre les deux fémurs atteignait six et huit centimètres.

Nous devons donc conclure de tout ce qui précède que la résection coxo-fémorale pratiquée chez l'enfant conduira toujours à un raccourcissement réel susceptible d'accroissement dans la suite avec les progrès de l'âge; mais il faut

____

(1) *Archives de physiologie* de Brown-Séquard. Charcot et Vulpian, 1870.

ajouter que « l'abduction du fémur et l'abaissement de l'os iliaque peuvent faire paraître égaux des membres qui ont en réalité trois pouces de différence, et que cette compensation par l'inclinaison du bassin s'établit d'autant mieux que la résection a été pratiquée sur un sujet jeune. » M. Ollier décrit ainsi le fonctionnement du membre dans ces cas : « Pour que les pieds puissent alors toucher le sol, il faut que le membre opéré soit placé dans l'abduction et fixé au bassin dans cette position, soit par la contraction musculaire, soit par une adhérence osseuse ou fibreuse. Si le malade veut marcher, il pose d'abord le pied opéré par terre ; mais le membre sain, plus long, ne peut pas être rapproché du membre opéré, à moins qu'il ne se fléchisse plus ou moins. Pour pouvoir placer ses membres inférieurs l'un à côté de l'autre, dans la même direction verticale, le malade est obligé de relever le bassin du côté sain ; le membre sain peut alors se mettre parallèlement au membre opéré. La colonne vertébrale éprouve en même temps une courbure de compensation ; attirée du côté du bassin abaissé, elle se redresse du côté opposé et rétablit ainsi l'équilibre. »

Ainsi donc, abaissement du bassin du côté opéré, et courbure compensatrice de la colonne vertébrale, voilà les deux facteurs qui masquent le raccourcissement réel.

« Cette compensation, dit M. Ollier, s'établit d'autant plus facilement que le fémur est soudé au bassin dans une abduction invariable ; l'inclinaison du bassin est alors forcée quand le malade veut se tenir debout.

Si au lieu d'être dans l'abduction le membre est placé dans l'adduction, la compensation ne peut s'opérer ; il est alors impossible d'appuyer les deux pieds par terre, le tronc s'inclinerait du côté malade et le déplacement du centre de gravité rendrait la chute inévitable. Le malade marche alors sur la pointe des orteils du côté ankylosé, ou même tient le pied au-dessus du sol et ne peut marcher qu'avec des béquilles. »

Dans certaines circonstances, les nouvelles conditions d'équilibre et les modifications qui en résultent pour la mécanique du membre inférieur, déterminent l'élongation des ligaments du genou. M. L. Lefort en a présenté un cas, remarquable du reste au point de vue du fonctionnement de la nouvelle articulation, à la Société de chirurgie en juillet 1879. « Le genou était augmenté de volume et avait perdu de sa solidité, en ce sens qu'on pouvait lui imprimer des mouvements de latéralité, comme si les ligaments qui entrent dans sa constitution s'étaient ramollis et allongés sous l'influence de la fatigue et de la mauvaise direction qu'il tendait à prendre dans la marche, direction analogue à celle du genou valgum. C'est ce qui me détermina à conseiller l'usage d'un appareil prenant point d'appui sur l'ischion et maintenant le genou entre deux attelles articulées à ce niveau. Sous l'influence de l'appareil, toute gêne et toute douleur du côté du genou ont disparu. »

Si maintenant nous résumons en quelques propositions succinctes les résultats fonctionnels de la résection coxo-fémorale appliquée aux cas pathologiques, nous dirons :

1° Les méthodes anciennes conduisaient rarement à l'ankylose ; la méthode sous-capsulo-périostée paraît y aboutir plus fréquemment ;

2° La pseudarthrose coxo-fémorale a présenté des degrés d'utilité divers ; elle permet ordinairement l'accomplissement de tous les mouvements normaux, mais en règle générale elle se fatigue rapidement. Elle expose au retour des douleurs et à la récidive ;

3° La résection coxo-fémorale est toujours suivie chez l'enfant d'un arrêt d'accroissement relatif du fémur produisant dans cet os un raccourcissement définitif, qui peut être compensé d'une façon satisfaisante par une inclinaison du bassin et de la colonne vertébrale ;

4° L'ankylose, moins satisfaisante au point de vue fonctionnel, donne au membre une grande solidité, permet des fatigues considérables sans réveil des douleurs et met à l'abri des récidives. Elle est le plus sûr moyen d'obtenir une guérison radicale ou du moins la cessation définitive des accidents.

II. *Résections traumatiques.* — Pour les résultats fonctionnels de la résection de la hanche après traumatismes, il ne faut pas se montrer bien sévère, parce que, quand on pratique cette opération, on fait plus souvent une opération de nécessité qu'une opération d'élection. « Qu'un réséqué puisse se tenir sur le membre opéré en s'aidant au besoin d'une canne, qu'il puisse parcourir quelque distance sans fatigue, et le résultat peut être regardé comme bon. Si avec cela le raccourcissement est peu considérable et peut être dissimulé par une semelle un peu élevée; si le genou à conservé toute sa mobilité, le résultat, comme l'a fait remarquer Gurlt, peut être donné comme très bon (1). »

. Neudorfer rapporte qu'il a revu un individu réséqué en 1860 par Wagner, de Kœnigsberg; il pouvait marcher sans canne et monter les escaliers. Ce même auteur cite d'autres cas également très bons empruntés à l'histoire de la guerre d'Amérique. Le docteur Leet, dit-il, fit la résection de la hanche à un lieutenant blessé devant Richmond : le trait de scie porta au-dessous du grand trochanter. La guérison définitive n'eut lieu qu'après trois ans. Le raccourcissement fut de trois pouces environ; le malade se plaignait de douleurs par les temps humides, mais pouvait marcher; toutefois son pied était un peu faible.

Le Dr Mursick résèque la hanche à Wildemees à un individu nommé Wright. La guérison demanda deux ans, et il y eut 4 pouces de raccourcissement. La flexion et l'extension étaient libres, l'adduction, l'abduction et la rotation restreintes. Le genou n'accomplissait que le quart de sa course. Néanmoins le malade, muni d'un soulier spécial pour compenser l'inégalité des deux membres, travailla longtemps comme journalier et put porter de très gros fardeaux.

M. Dubreuil a présenté à la Société de chirurgie, en 1874, un individu auquel il avait réséqué la hanche quinze jours après la blessure. « L'état du malade fut pendant quelque temps désespéré, dit M. Dubreuil; peu à peu cependant, la suppuration diminua et la plaie marcha vers la cicatrisation. A présent la guérison est complète, et grâce à un appareil fabriqué par M. Mathieu et à l'aide d'une canne, ce soldat peut fournir des courses assez longues. »

(1) Delorme, *loc. cit*

Ce sont là des exemples des diverses terminaisons qui ont été constatées sur les 15 observations que Gurlt a pu réunir soit en Amérique, soit en Europe. L'auteur allemand en conclut que les résultats fonctionnels de la résection coxo-fémorale en chirurgie d'armée sont satisfaisants.

§ 5. — *Genou.*

La résection du genou peut être appliquée dans trois conditions principales : dans les ostéo-arthrites ou arthrites fongueuses, dans les cas d'ankylose en position vicieuse, et dans les fractures comminutives de l'articulation consécutives le plus souvent aux plaies par armes à feu. Nous réunirons dans la même étude les résultats éloignés des résections pathologiques et ceux des résections orthopédiques, parce qu'ils diffèrent peu les uns des autres. Au genou plus encore qu'à la hanche, il importe d'avoir une grande solidité après la résection; aussi tous les chirurgiens sont-ils d'accord pour proclamer que la plus grande somme d'utilité sera surtout obtenue par l'ankylose en bonne position; presque tous dirigent la cicatrisation des os dans ce sens. Malheureusement il y a des cas où, quoi qu'on fasse, on n'arrive pas à obtenir ce résultat, où les os restent mobiles les uns sur les autres : ces cas ne peuvent être prévus. « C'est pourquoi, dit M. Ollier, il faut se placer dans les meilleures conditions possibles et pour favoriser l'ankylose osseuse, et pour obtenir une néarthrose utile dans le cas où la soudure ne s'effectuerait pas (1). » La méthode sous-périostée lui paraît résoudre ce double problème : « En pratiquant la résection sous-périostée, nous n'avons pas pour but de reconstituer une articulation nouvelle, puisque nous mettons les surfaces de section en contact, et que nous les fixons en outre par la suture osseuse. Nous avons pour but d'accumuler le plus possible les tissus ossifiables et les tissus fibreux de renforcement autour des extrémités osseuses que nous voulons faire souder.

(1) *Rev. de chir.*, 1883, p. 278.

Mais si cette soudure osseuse n'a pas lieu, si les surfaces du fémur et du tibia restent indépendantes, elles ne seront pas flottantes et irrégulièrement mobiles, comme on les a signalées si souvent après la méthode ancienne; elles seront maintenues par de forts ligaments latéraux, par une capsule épaissie, et elles seront soutenues encore par des ligaments actifs, les muscles péri-articulaires qui, en se contractant, les feront mouvoir dans le sens des mouvements normaux. »

La méthode sous-capsulo-périostée perd donc ici un peu de sa valeur habituelle, en raison du but restreint que l'on doit se proposer, mais son emploi n'en est pas moins rationnel.

Sans doute, comme nous le verrons tout à l'heure, c'est l'expérience qui a montré aux chirurgiens la grande supériorité de l'ankylose comme terminaison de la résection au genou, mais on peut appuyer les renseignements de la clinique par des considérations théoriques tirées de la disposition anatomique de cette jointure. Ce qui en fait la solidité à l'état normal, ce sont les ligaments latéraux et les ligaments croisés qui empêchent toute déviation des os, soit en avant, soit en arrière; leur destruction est immédiatement suivie d'un ballottement de la jambe en divers sens; il n'y a pas de saillies osseuses pour limiter les déplacements qui pourraient se produire, et la méthode sous-périostée, si puissante pour produire dans certaines articulations des stalactites capables de former des points d'arrêts solides, est ici totalement incapable de rendre les mêmes services: le périoste que l'on détache de la paroi intra-articulaire des condyles fémoraux se rétractant plus facilement que partout ailleurs, puisque sur bien des points sa face externe est en rapport avec la synoviale. La méthode sous-capsulo-périostée peut bien, et c'est un avantage, respecter la connexion des ligaments latéraux avec le périoste, mais elle sacrifie comme toutes les autres les ligaments croisés, les plus fermes soutiens de l'articulation : ce que nous savons des propriétés des tissus fibreux de nouvelle formation ne permet pas d'espérer qu'ils puissent jamais être assez solides et assez inextensibles pour supporter les efforts que la marche met en jeu dans le genou, pour remplacer les ligaments naturels.

I. *Résections pathologiques.* — Malgré les efforts des chirurgiens, il est arrivé souvent que l'on n'a pas obtenu au genou la synostose après la résection. Ce fut là pendant longtemps le grand argument des adversaires de cette opération, argument de valeur, il faut bien le reconnaître, d'autant plus qu'on pouvait autrefois l'appuyer sur une mortalité considérable. Aujourd'hui ce point d'appui fait presque défaut, non pas que la résection du genou appliquée aux cas pathologiques ait perdu toute gravité, mais elle est devenue, grâce à l'emploi des antiseptiques, relativement assez bénigne. Dans un mémoire lu à la Société de chirurgie (1), M. Poinsot conclut à une mortalité à peu près nulle pour les résections du genou pratiquées depuis 1864 dans les cas d'ankylose; les tumeurs blanches réséquées donnent un résultat immédiat moins satisfaisant, mais cependant bien meilleur qu'autrefois. Il s'ensuit que cette opération tend de plus en plus à se juger par ses résultats fonctionnels.

Il semble que la terminaison par ankylose osseuse, une fois acquise, puisse être considérée comme un résultat toujours invariable et définitif; cela est vrai le plus souvent quand la résection a été pratiquée chez l'adulte ou à une époque avancée de l'adolescence. Munis d'un membre rigide, les opérés peuvent marcher, d'une façon non moins disgracieuse à la vérité que les amputés de la cuisse munis d'un pilon, mais avec beaucoup moins d'inconvénients de toute nature; il est nécessaire toutefois que le raccourcissement ne soit pas trop considérable et puisse être compensé par l'inclinaison du bassin, qui se fait plus ou moins facilement selon l'âge. Mais chez l'enfant, outre l'exagération du raccourcissement sur laquelle nous reviendrons, on peut observer des modifications importantes dans la direction de la jambe. *A priori*, on a peine à comprendre qu'il en soit ainsi, puisque le cal interposé aux deux os est composé d'une substance rigide, peu susceptible de modifications, à moins de maladie. Cependant Paschen a rapporté trois observations, tirées de la pratique de Kœnig, dans lesquelles on vit, quelques années après

(1) Mai 1879.

l'opération et la constitution de l'ankylose, la jambe se dévier peu à peu dans le sens de la flexion et arriver à faire avec la cuisse un angle droit. Il s'agissait d'enfants chez lesquels le cartilage conjugal inférieur du fémur avait été conservé.

Paschen attribue ce fâcheux résultat à ce que la section des os n'avait pas été exactement perpendiculaire à l'axe du membre; il en était résulté une ankylose légèrement angulaire au début, qui avait pour effet, d'après cet auteur, de répartir inégalement le poids du corps sur le cartilage épiphysaire, d'augmenter la pression sur sa partie postérieure; d'où ralentissement de l'accroissement dans ce sens et position vicieuse de la jambe au bout de quelques années (1). L'explication est rationnelle, d'autant plus que, d'après Loosen, pareil résultat n'a jamais été observé chez les adultes guéris par ankylose. Cependant il n'est pas absolument démontré que dans ces cas l'ankylose ait été vraiment osseuse : i n'est pas toujours, en effet, facile de distinguer cette forme de la forme fibreuse très serrée. Quoi qu'il en soit, il ressort de ces faits la nécessité de faire aux os des sections exactement parallèles aux plans normaux des surfaces articulaires et d'établir le membre inférieur dans la rectitude la plus complète au cours du traitement, malgré les opinions de quelques auteurs qui pensent qu'une position de la jambe en flexion légère n'est pas fâcheuse pour le fonctionnement ultérieur du membre.

C'est surtout la terminaison par pseudarthrose plus ou moins serrée qui est capable de subir des modifications fâcheuses, quand les opérés commencent à se servir de leur membre, et qui a fourni leurs meilleurs arguments aux adversaires de la résection du genou. Pour apprécier ce fait, il importe d'examiner les opérés longtemps après l'opération; il arrive, en effet, souvent que le fonctionnement des pseudarthroses du genou paraît bon au début, ce qui faisait dire en 1831 à Michel Iœger : « Je suis d'avis que la vraie réunion osseuse par un cal a rarement lieu et que même, dans les cas les plus heureux, c'est un tissu fibreux solide, semblable aux

____

(1) *Deutsche Zeitschrift f. chirurg.*, 1874, n⁰ˢ 5 et 6.

ligaments intervertébraux ou à la masse ligamenteuse réunissant les fractures du col du fémur qui se forme; mais l'usage du membre n'y perd rien, au contraire, parce qu'une articulation artificielle s'y développe et rend possible un léger degré de mobilité sans nuire à la solidité. » Mais il arrive rarement que pareil résultat s'obtienne. Parmi ses nombreuses résections du genou, Fergusson n'en a observé qu'un cas, sur une jeune fille de 20 ans qui fut présentée à la Royal Society de Londres en 1861. Cette jeune fille était opérée depuis 1856; elle pouvait exécuter la flexion et l'extension de la jambe avec tous leurs caractères normaux et possédait une sûreté complète dans la marche et la station. C'est là un succès exceptionnel.

M. Lefort, dans son Mémoire (1859), en relate un pareil dû à G. Cotton : il s'agissait d'un jeune garçon qui, au cours du traitement consécutif, exécuta dans son appareil de légers mouvements de flexion; plus tard, lorsqu'il se levait, il fléchissait le genou : il en résulta une légère tendance du fémur à se porter en avant, qui disparut au bout de quelque temps; puis, dit M. Cotton, « le petit garçon put suivre régulièrement l'école du village qui est située à quelque distance de sa demeure; la marche est sûre, suffisamment rapide, malgré un peu de claudication. Il existe dans le genou un degré remarquable de flexion; le membre est aussi bien développé que son congénère; il peut facilement porter la jambe en avant et en arrière. Ce cas est sans restriction des plus satisfaisants. » Cependant ce résultat ne fut pas définitif, car M. Lefort ajoute : « Cette observation montre qu'il ne faut pas s'exagérer le danger qu'il y a à ne pas obtenir l'ankylose, quoiqu'elle ne puisse suffire à faire renoncer à chercher ce mode de terminaison beaucoup plus sûr, en ce qu'il met peutêtre plus à l'abri des récidives et qu'il est plus applicable à tous les cas. Du reste, chez cet enfant, comme l'apprennent des renseignements ultérieurs, l'ankylose finit par se produire sans amener de notables changements dans la déambulation (1). »

(1) *Mém. de la Soc. de chir.*, t. VI, p. 217.

Ainsi, voilà une observation de pseudarthrose utile qui se modifia dans la suite, mais d'une façon heureuse, dans le sens de la solidité. Citons encore l'observation d'Annandale, prise sur une enfant opérée à l'âge de 10 ans pour une lésion articulaire de date récente. Le chirurgien, malgré ses soins, ne put obtenir l'ankylose et l'enfant quitta l'hôpital en 1873 avec une jambe mobile, ce qu'Annandale considérait comme un demi-succès. Mais, ayant eu l'occasion de revoir sa malade sept ans après l'opération, il constata une jointure régénérée, mobile : la flexion se faisait presque jusqu'à l'angle droit; le membre était normalement développé; la jeune fille marchait sans douleur et seulement avec une légère claudication. Il n'y avait qu'un pouce et demi de raccourcissement; l'opérateur avait eu soin de ne pas toucher aux cartilages de conjugaison (1).

Malheureusement on voit plus souvent une pseudarthrose, primitivement satisfaisante, devenir complètement inutile et même gênante pour l'opéré; et nous ne parlons pas seulement de ces articulations où la mobilité est assez grande de prime abord, nous faisons encore allusion à des cas de pseudarthroses tellement serrées qu'on avait pu les prendre pour des synostoses. Crampton, Volkmann, Kœnig ont eu de ces déceptions : la jambe s'incline peu à peu, dans le sens de la flexion en dehors le plus souvent, et finit par se fixer définitivement dans une position extrêmement vicieuse. S'il en est ainsi pour des quasi-ankyloses fibreuses, il est permis de supposer, dit Loosen, que le résultat idéal, c'est-à-dire la néarthrose parfaite, n'échappe pas à ces modifications dans la plupart des cas.

D'autres fois, la pseudarthrose est complètement défectueuse dès le principe; elle fait alors de la jambe un segment de membre flottant, se laissant dévier dans tous les sens dès que l'opéré tente de s'appuyer sur le sol, et par conséquent totalement incapable de supporter le poids du corps. Ce sont des résultats de ce genre qui nécessitent secondairement l'amputation de la cuisse; ils n'étaient que trop fréquents autre-

(1) *British med. Journ.*, 1877, p. 478.

fois, quand on attendait pour opérer que les tissus péri-articulaires soient profondément altérés et les muscles incapables de contractions; ils peuvent être aussi la conséquence de larges pertes de substance faites aux os, car alors, non seulement il est plus difficile de rapprocher les surfaces de section, mais ces surfaces, plus étroites, jouent plus facilement les unes sur les autres. Nous avons déjà suffisamment appelé l'attention sur ces différents facteurs de la pseudarthrose ballante pour n'avoir pas besoin d'y insister ici.

Toutefois une pseudarthrose mobile, très lâche même, a pu, dans un cas, paraître dès l'abord un bon résultat. L'observation en a été faite par Barwell, et l'opérée fut présentée à la Société clinique de Londres trois ans après la résection (1).

Le résultat de l'opération est tout à fait exceptionnel. Lorsque l'enfant est assise, la jambe pend comme si elle était incapable de tout mouvement et complètement flasque; c'est ce que l'on a appelé une articulation en fléau, c'est-à-dire qu'il y a une réunion par l'intermédiaire de bandes fibreuses entre le fémur et les os de la jambe. En général cet état supprime l'usage du membre, en fait un appendice embarrassant et nécessite souvent l'amputation. Mais dans ce cas particulier, la marche s'exécute bien, et il n'y a que la claudication qui résulte du raccourcissement du membre. Il semble donc que le membre soit actuellement plus utile que si la fusion osseuse que l'on recherche ordinairement avait été obtenue. Barwell pense qu'il s'est formé entre les extrémités osseuses une sorte d'articulation glénoïde, l'extrémité arrondie et incurvée du fémur étant reçue dans une cavité correspondante du tibia. L'interligne articulaire est un peu oblique en haut et en arrière; le tibia s'est déplacé un peu en arrière de l'axe du fémur; le péroné qui a été conservé s'est déplacé également un peu en arrière du tibia, et son extrémité supérieure qui le dépasse en haut reçoit l'insertion du tendon du biceps qui est volumineux. Il paraît y avoir une capsule mince mais solide autour des extrémités osseuses. et une forte bande fibreuse s'étend de l'extrémité supérieure du péroné en bas et en avant vers l'extrémité inférieure du fémur, agissant comme une sorte de fronde sur ce dernier os. Il paraît y avoir aussi d'autres ligaments entre les os, analogues aux ligaments interosseux. Évidemment il faut qu'il y ait quelque disposition particulière des moyens d'union pour permettre aux os de rester assez solidement unis pour supporter le poids du corps dans la station debout. Mais Barwell pense que quand l'enfant sera plus grande les parties fibreuses pour-

(1) *The Lancet*, 1876, I, p. 851.

raient bien devenir insuffisantes pour continuer un tel effort. Il ne connaît pas de cas analogue à celui-ci (*Revue* de Hayem).

Ainsi donc, ankylose et pseudarthrose, celle-ci rarement parfaite, toutes deux susceptibles de se modifier ultérieurement dans certaines circonstances ; la première très rarement chez l'enfant, jamais chez l'adulte ; la seconde très souvent, quel que soit l'âge des opérés : voilà les deux résultats possibles de la résection du genou en cas pathologiques. Le seul désirable pour tous les chirurgiens français, c'est le premier : il est le meilleur, parce qu'il donne plus de solidité au membre inférieur, parce qu'il éloigne la possibilité des récidives, et enfin parce qu'il peut être considéré comme définitif. Beaucoup de chirurgiens étrangers sont du même avis, mais cependant il en est quelques-uns parmi eux qui recherchent la pseudarthrose : c'est ce qui résulte de la discussion qui a eu lieu au septième congrès de la Société allemande de chirurgie, en 1878. Langenbeck se montra hostile à l'ankylose, sous prétexte qu'elle nuit à l'allongement ultérieur de l'os chez l'enfant, et préconisa l'extension de la jambe, afin de produire entre les deux surfaces de section un espace impossible à combler par de l'os. Hueter opina dans le même sens, et reconnut au pansement antiseptique le pouvoir de favoriser la formation de la pseudarthrose. Par contre, nous voyons Kœhler éliminer ce pansement de la pratique des résections, parce qu'il s'oppose à la formation de l'ankylose (voir notre premier chapitre); nous voyons Schede préconiser la suture des os et Kœnig se prononcer également en faveur de la fusion osseuse.

Il est dès lors assez difficile, en présence de pareilles divergences d'opinion et de pratique, de rechercher quelle est la proportion des divers résultats des résections. Tel chirurgien, partisan de la pseudarthrose, l'obtiendra presque à volonté en se plaçant dans les conditions nécessaires, et ce qu'il considérera comme succès sera peu apprécié par les partisans de l'ankylose. Les statistiques anciennes n'ont pas cet inconvénient, car le but des chirurgiens était alors d'obtenir toujours la fusion des os, mais elles ne peuvent guère servir aujourd'hui de terme de comparaison, précisément à cause des modifications apportées dans les pansements consécutifs. De plus, les statistiques anciennes, comme les statistiques récentes, ne mentionnent le plus souvent que le fonctionnement du membre au moment où le blessé sort de l'hôpital, ce qui peut être extrêmement trompeur, ainsi que nous l'avons montré. M. Poinsot dit, à propos de la résection du genou en cas d'ankylose : « Sur les 67 faits où sont mentionnés les résultats définitifs de l'opération, on compte un seul insuccès : un malade de Nussbaum conserva une telle mobilité du genou, que pour marcher il devait se servir d'un appareil prothétique. Il n'est pas sans utilité de remarquer que ce même chirurgien a eu dans ses opérations une mortalité considérable. Un opéré d'Asshurst, dans les premiers temps où il se servait de son membre, dut porter une genouillère, mais il semble que ce fut seulement par prudence.

Dans les 65 autres faits, la guérison a été obtenue. Malheureusement les auteurs se contentent souvent de la dénomination banale de « bon résultat », sans spécifier l'état fonctionnel du membre opéré. Cette indication ne se rencontre que dans 50 faits ; 18 fois au moment où s'arrête l'observation publiée prématurément, le malade se servait utilement de son membre, mais il avait encore besoin d'un appui ; 33 fois la marche était assez facile sans secours étranger. »

Ainsi sur 67 faits, il y a eu deux insuccès notoires, car nous considérons comme tel l'opéré d'Asshurst ; 15 résultats fonctionnels, non mentionnés, sur lesquels il est permis de faire toutes les suppositions possibles ; 18 cas dans lesquels le genou, ayant besoin d'un appui pour la marche, n'était par conséquent pas ankylosé ; enfin 33 genoux fonctionnant bien, et parmi eux probablement un certain nombre de pseudarthroses serrées simulant l'ankylose. Si nous remarquons que la résection entreprise dans les cas d'ankylose n'enlève d'une façon générale qu'une quantité d'os minime, et favorise pour d'autres raisons déjà indiquées le rétablissement de la coalescence des os, nous serons surpris que cette statistique né soit pas plus démonstrative relativement à la fréquence de ce résultat. Il en est de même pour la plupart des statistiques

que nous avons consultées à propos des tumeurs blanches,
et nous ne pouvons qu'avoir des doutes sur la réalité des
consolidations osseuses qui sont citées dans bon nombre d'observations comme étant survenues au bout de quatre semaines
par exemple, quand nous savons la lenteur de réparation
des fractures, même non compliquées, du membre inférieur.

M. Ollier a publié dans ces derniers temps (1) un certain nombre d'opérations faites avec l'emploi scrupuleux
des préceptes de la méthode sous-périostée, dans les meilleures conditions opératoires, par conséquent, pour que la
fusion des os s'accomplisse : en les parcourant, on voit qu'il a
fallu, au minimum, trois mois pour permettre à M. Ollier
d'affirmer l'ankylose osseuse. Ce résultat est noté expres-
sément dans cinq cas sur six ; dans le sixième cas apparte-
nant à un malade indocile, il y eut une pseudarthrose serrée
qui permit la marche avec une canne quatre mois après
l'opération : l'observation s'arrête au moment de la publication
du mémoire de M. Ollier.

Jusqu'alors nous ne nous sommes pas occupé du raccourcissement ; ici, comme dans la résection de toutes les autres
jointures, il y a un raccourcissement immédiat proportionnel
à la longueur d'os enlevé, augmenté parfois encore par celui
qui, antérieur à l'opération, provient de l'atrophie générale
du membre. Nous savons que cette différence de longueur
produit une claudication plus ou moins considérable, et peut
se compenser par diverses modifications dans le bassin. Elle
peut nécessiter le port d'une chaussure spéciale. Chez l'adulte
on doit la considérer comme définitive.

Chez l'enfant, au contraire, elle peut se prononcer beaucoup dans la suite ou rester à peu près ce qu'elle était, selon
que l'opération a respecté ou non les cartilages conjugaux de
l'extrémité inférieure du fémur et de l'extrémité supérieure
du tibia. « L'une des objections les plus graves que l'on puisse
faire aux résections du membre inférieur chez les enfants,
disait Broca en 1858 à la Société de chirurgie, vient d'être
signalée par M. Follin. Chez les enfants, lorsque l'épiphyse

(1) *Rev. de chir.*, 1883.

inférieure du fémur est enlevée, la source de l'accroissement du membre est tarie et l'inégalité des deux membres va en s'accroissant de plus en plus. Dans un cas où M. Syme avait pratiqué la résection du genou chez un enfant, le raccourcissement, qui n'était primitivement que de deux pouces (5 cent.), avait triplé lorsque l'enfant eut atteint 16 ans. »

Les recherches de M. Ollier entreprises pour préciser la part qui revient à chacun des cartilages du fémur dans son accroissement en longueur, lui ont démontré que l'inférieur est en effet de beaucoup le plus actif, surtout à partir de l'âge de 4 ans. Alors, « sur 28 centimètres d'accroissement moyen, 21 se font par l'extrémité inférieure et 7 par l'extrémité supérieure. » D'autre part, le cartilage conjugal supérieur du tibia est également plus actif que l'inférieur. Il s'ensuit qu'une résection extra-épiphysaire du genou compromet de la façon la plus grave le développement du membre inférieur, quand elle est faite chez un jeune enfant. Le cas de Syme cité par Broca en est une preuve manifeste, et encore faut-il remarquer que cet opéré n'avait pas fini de grandir quand on lui constata 15 centimètres de raccourcissement. Il n'est pas difficile de trouver des exemples de ce genre, mais ils ne sont pas toujours aussi saisissants, parce que les opérés ne sont pas revus assez longtemps après la résection.

Holmes, de Copenhague, cite par exemple une résection totale qu'il fit en mai 1873, sur un petit garçon de 4 ans 1/2 : le raccourcissement, en février 1874, était de 3 centimètres, et en octobre de la même année il était porté à 4 centimètres. — De même un autre de ses opérés, âgé de 8 ans au moment de la résection (1871) et revu ensuite en 1872 et en 1874, présenta entre ces deux dernières dates une augmentation de 2 centimètres dans la différence entre ses deux membres inférieurs. — Par contre, un troisième âgé de 10 ans, auquel on ne réséqua, en 1871, qu'une petite partie du fémur et une mince lamelle du tibia, ne présenta de 1872 à 1874 aucune modification dans le raccourcissement primitif (1).

____

(1) *Centralblatt f. chirurg.*, 1875, n° 40.

Asshurst (1), relatant dix cas de résection du genou, tous terminés par la guérison, pose en principe de s'abstenir de cette opération avant l'âge de 5 ans, à cause du raccourcissement ultérieur.

Holmes regarde l'arrêt d'accroissement comme inévitable quand la résection est faite chez les enfants (2).

A côté de ces chirurgiens, nous voyons Langenbeck rejeter la recherche de l'ankylose après la résection, parce qu'elle nuit à l'allongement ultérieur du membre. D'autre part, M. Poinsot (*loc. cit.*) se demande comment se fait, chez les enfants opérés pour ankylose, le développement du membre réséqué. « En l'absence de documents précis, il est permis de conclure, dit-il, d'après ce que l'analyse des faits établit pour les résections pratiquées dans le cas de tumeur blanche. Or, on sait qu'alors, si l'atrophie préexistante à l'opération et due à la maladie même n'est pas trop marquée, si l'étendue des portions de l'os malade n'est pas trop considérable, le développement de l'os se fait normalement. Ce résultat, fréquent après la résection pathologique, ne doit-il pas être la règle quand l'intégrité relative des os permet de rester en deçà du cartilage épiphysaire, qui continue à assurer leur accroissement en longueur ? »

Il nous paraît inutile de multiplier les citations; nous n'en pourrions tirer que cette conclusion, à savoir que, dans certains cas, la résection du genou chez les enfants porte une grave atteinte à l'accroissement du membre, tandis que, dans d'autres, elle ne l'empêche que très peu; d'où certaines divergences d'opinion trop absolues. Il est facile d'arriver cependant à un accord parfait, mais il est nécessaire pour cela de tenir compte de l'endroit sur lequel a porté la section des os.

C'est un point sur lequel M. Ollier insiste dans tous ses écrits; quand la résection est ultra-épiphysaire, elle supprime les principaux organes d'allongement du tibia et du fémur et produit des arrêts d'accroissement énormes; « la résection intra-épiphysaire n'a pas, sans doute, le même inconvénient;

(1) *The American Journal of the sc. med.*, 1873, p. 133.
(2) *British med. Journ.*, 1872, II, p. 406.

le cartilage de conjugaison persiste et il n'est que plus ou moins enrayé dans son développement par la perturbation que toute mutilation intéressant la longueur de l'os apporte à son accroissement en longueur. Il y aura cependant toujours une inégalité entre les deux membres, non comparable, sans doute, à celle qui survient après les résections ultra-épiphysaires, mais suffisante pour être signalée et tenue en compte par le chirurgien, s'il peut guérir son malade autrement, c'est-à-dire sans opération. »

Les conclusions à tirer de l'étude que nous venons de faire sont : 1° qu'il faut être très réservé dans l'application de la résection du genou à l'enfant et rejeter complètement la résection ultra-épiphysaire; — 2° que l'on doit dans tous les cas rechercher l'ankylose pour avoir la plus grande somme des bénéfices que peut donner l'opération.

II. *Résections traumatiques.* — Nous avons dit en commençant ce paragraphe que la mortalité des résections pathologiques du genou, en s'abaissant graduellement depuis l'emploi des pansements antiseptiques, ne devait plus aujourd'hui peser d'un poids aussi lourd qu'autrefois dans l'appréciation de la valeur de ces opérations. En est-il de même pour les résections traumatiques ? C'est ce qu'il est impossible de décider d'une façon générale, car jusqu'ici on a été très peu satisfait des résultats de la résection du genou dans la chirurgie d'armée, c'est-à-dire là où elle se fait le plus souvent. En effet, sur les 132 cas de résection du genou relevés par Gurlt dans sa grande statistique, on ne constate que 24 guérisons, ce qui donne une mortalité générale de 81,68 0/0 pour cette opération en temps de guerre. Par contre, la mortalité est beaucoup moindre quand il s'agit des résections traumatiques entreprises dans la pratique civile, puisque Gurlt, en 1879, et bien avant lui M. Spillmann, en 1868, ont relevé dans des cas de ce genre une mortalité de 25 pour 100 seulement.

Dès 1864, M. Legouest, adoptant en principe la résection du genou (1) et faisant remarquer les difficultés de tout

(1) Soc. de chir., 1864, p. 215.

genre que l'on rencontre sur les champs de bataille pour la pratique des opérations, ajoutait ceci : « De la difficulté d'une contention exacte, sinon parfaite, par ces différentes causes, résulte une tendance regrettable au défaut de consolidation osseuse, et cependant cette soudure des extrémités réséquées est le but de l'opération, car il n'y a pas à espérer une pseudarthrose assez favorablement établie, pour suppléer jamais, dans ce cas, à l'articulation naturelle. Ce défaut de consolidation a donc pour inconvénient un défaut de rectitude et une mobilité persistante, sans bénéfice pour le membre qui tend à se dévier de plus en plus, dans un sens ou dans l'autre, surtout en dehors, offrant ainsi une difformité plus ou moins marquée en même temps qu'il perd peu à peu ses fonctions et s'atrophie progressivement. »

Or, quand on examine les observations qui ont été relatées soit par Gurlt, soit par d'autres auteurs, on s'aperçoit que l'absence de consolidation n'est pas le seul résultat fâcheux de la résection après plaies de guerre. Il y a même des cas où, avec une consolidation, le membre est totalement incapable de rendre le moindre service à l'opéré.

Les 12 faits dont Gurlt a pu retrouver l'histoire et étudier les résultats fonctionnels, se répartissent ainsi : 7 résultats très beaux, 4 résultats satisfaisants et 1 membre ballottant dont il fallut plus tard débarrasser le malade par l'amputation.

Heinzel est moins encourageant : sur 9 résultats accusés dans sa statistique, il n'y a que 2 opérés capables de marcher sans soutien avec une haute semelle à leur soulier ; 3 ne peuvent marcher qu'avec des béquilles ; 2 marchent avec un appareil de soutien ; enfin les 2 derniers ont dû subir l'amputation consécutivement.

Mais pour apprécier ces résultats à leur véritable valeur, il ne faut pas se borner à la constatation des chiffres, il faut encore examiner les conditions dans lesquelles les opérés se trouvent à la suite de la résection, pendant la guérison même de la plaie opératoire. Celle-ci est parfois fort longue ; et on peut bien alors ranger dans la catégorie des résultats éloignés les douleurs que le malade éprouve, les risques qu'il tra-

verse, la nécessité d'une amputation qui se pose parfois tôt
ou tard. A la suite d'un traumatisme du genou comme en
produisent les projectiles de guerre animés d'une grande
vitesse, on constate souvent des fêlures qui s'étendent au
loin vers la diaphyse ; elles ne sont pas toujours faciles à
reconnaître au cours de l'opération, et il est dans tous les
cas impossible d'en mesurer l'étendue ; en outre, l'ébranle-
ment déterminé dans le fémur ou le tibia par le choc
violent du projectile provoque souvent une inflammation à
distance plus ou moins intense. Il résulte de cet ensemble de
lésions que la guérison est longue, qu'il se forme des séques-
tres, des fusées purulentes, etc., etc. Nous trouvons un
exemple de ces complications dans les bulletins de la Société
de chirurgie sur un opéré de M. Lannelongue. L'observation
concerne un homme âgé de 22 ans, blessé au genou gauche
le 30 septembre 1870 par une balle. Cette balle avait fracturé
la rotule, pénétré dans l'espace intercondylien, et était sortie
par le creux poplité. Opération 36 heures après : ablation de
la rotule, résection du condyle et extraction d'une esquille
du fond de l'espace intercondylien ; résection d'un centimètre
du tibia, suture des os.

Au 10 novembre, la consolidation osseuse était parfaite,
quoique les fils ne fussent point retirés.

Au 5 janvier 1871, la cicatrisation était presque complète,
sauf une fistule externe par laquelle on arrivait sur le fémur
dénudé.

Le 20 janvier, fusée purulente vers la cuisse. Drainage.

Le 3 février, fusée purulente dans la longue portion du
biceps. Ouverture.

Le 5 mars, issue d'un séquestre par la fistule externe.

Le 10 mars, extraction des fils par une fistule qui se forme
sur la cicatrice de la plaie opératoire.

Le 20 mars, le blessé peut déjà s'appuyer sur son membre, mais il reste une fistule à la partie externe.

Ici, il y a une lacune de trois ans et demi, pendant lesquels on n'a aucune nouvelle du malade.

« Aujourd'hui, dit M. Desprès, rapporteur (1er avril 1874),
il y a, vous vous le rappelez, un raccourcissement de 5 cen-

timètres. Le malade boite surtout parce qu'il a le membre inférieur rigide, et il dit qu'il peut faire une longue course, appuyé seulement sur une canne. Le tibia et le fémur sont soudés. Il y a deux fistules, l'une au niveau d'une des anciennes ouvertures d'abcès, et par cette dernière on pénètre profondément jusqu'au fémur. L'os, que j'ai palpé, est notablement tuméfié. Le malade ne souffre pas en dehors de la fatigue et des changements de temps, mais les fistules se sont ouvertes et refermées à plusieurs reprises, après avoir causé des douleurs et une inflammation chronique que vous connaissez tous et qui est due à la rétention du pus provenant d'une nécrose.

On nous demande quel appareil il serait possible d'appliquer à ce malade pour empêcher la claudication. Il y a, messieurs, une question préalable. Ce malade en est-il là ? Eh bien, je n'hésite pas à répondre non.

Il y a des fistules au nombre de deux, qui sont la conséquence d'une nécrose du fémur ; le blessé est dans les conditions d'un malade ayant eu une fracture avec plaie du tégument et atteint consécutivement de nécrose du cal et des parties de l'os voisines du cal, fait extrêmement fréquent, pour ne pas dire constant après les fractures par projectiles de guerre. Avant de songer à faire porter un appareil au malade, il faut le guérir de sa nécrose, et cela n'est pas facile. A dire la vérité, et pour ne rien déguiser de ma pensée, j'estime que tôt ou tard le chirurgien aura à se poser la question de l'amputation de la cuisse, absolument comme s'il s'agissait d'une fracture articulaire avec ankylose consécutive et nécrose des os près de l'articulation. Oui, sans doute, aujourd'hui l'état des parties n'est pas mauvais, mais considérez que le malade vous est montré dans un de ses bons moments. Il a, en effet, subi pendant près de quatre ans des alternatives de mieux et de pire ; les fistules se sont taries fermées, puis rouvertes, et ont présenté tous les caractères des fistules de la nécrose, et quand depuis quatre ans il existe une nécrose, il est bien peu probable que le séquestre du fémur soit limité et qu'on puisse l'extraire. »

On peut donc dire que la résection du genou en chirurgie d'armée demande souvent un temps très long pour guérir, et donne, à quelques rares exceptions près, des résultats fonctionnels assez fâcheux pour que le blessé ne regrette pas une bonne jambe de bois : aussi comprenons-nous parfaitement cette conclusion toute pratique émise par M. E. Spillmann : « Si nous avions le malheur, dans une campagne, d'avoir l'articulation du genou brisée par une balle, nous opposerions un refus énergique au chirurgien qui nous proposerait de nous réséquer. »

Il faut espérer cependant que l'emploi des pansements antiseptiques viendra atténuer dans une certaine mesure la gravité de l'opération, et permettra d'obtenir des résultats fonctionnels meilleurs et plus nombreux.

Pour les traumatismes de la vie civile, la résection du genou a donné, non seulement au point de vue de la vie, mais au point de vue de la fonction, des résultats bien meilleurs que lors des traumatismes de guerre ; la raison en est surtout dans la moindre étendue des dégâts causés par les projectiles dans les os, et peut-être aussi dans les facilités plus grandes que l'on a de soigner les blessés. Les deux résections du genou mentionnées en 1862 et en 1864 par M. Verneuil, à la Société de chirurgie, se terminèrent rapidement par ankylose, sans complications d'aucune sorte ; l'une d'elles, pratiquée sur un jeune homme de 18 ans à qui six centimètres d'os avaient été enlevés, présenta même une régénération osseuse de deux centimètres de hauteur.

§ 6. — *Articulation tibio-tarsienne.*

La résection tibio-tarsienne a été entreprise dans des cas divers : les luxations ou les fractures compliquées des os qui composent l'articulation, les plaies par armes à feu, les tumeurs blanches, certaines difformités provenant de luxations anciennes non réduites, telles sont les circonstances qui ont déterminé les chirurgiens à la pratiquer ; mais il s'en faut de beaucoup, toute question de mortalité mise à part, qu'elle ait toujours donné des résultats satisfaisants ; aussi ne peut-on pas encore en apprécier la valeur d'une façon définitive. Cependant, si l'on établit des catégories parmi les faits, si l'on tient compte des conditions dans lesquelles le chirurgien s'est volontairement placé au cours de l'opération, on arrive à reconnaître que parfois de fâcheux résultats n'ont eu d'autre cause que telle ou telle imperfection opératoire; on arrive par conséquent à rejeter certaines pratiques, à en préconiser d'autres.

L'articulation du pied avec la jambe doit sa principale solidité à la présence des malléoles qui s'opposent aux déviations latérales et maintiennent, par conséquent, la plante dans la direction nécessaire; grâce à elles et aux ligaments puissants qui les unissent soit à l'astragale, soit au calcanéum, le poids du corps se transmet sans difficultés et sans déviations par la surface du tibia à celle de l'astragade, malgré leur peu d'étendue. Ce sont de véritables attelles directrices : quand l'une d'elles vient à se briser, le pied tend à se porter en sens opposé; si elles manquent toutes les deux, non seulement la marche devient absolument impossible parce que le poids du corps fait glisser les surfaces articulaires l'une sur l'autre jusqu'à ce qu'elles s'abandonnent, mais même quand le membre est au repos, les rapports normaux du pied avec la jambe se modifient par la seule contraction musculaire.

Or, la résection a précisément pour effet de supprimer le plus souvent ces attelles directrices, tantôt l'une, tantôt l'autre, souvent toutes les deux à la fois; dans ce dernier cas elle met en présence deux surfaces à peu près planes, peu étendues, difficiles à maintenir en contact à cause des diverses actions musculaires qui s'exercent sur le pied. D'autre part, à la suite de certains traumatismes plusieurs des tendons qui entourent la région sont déchirés, sectionnés; des muscles sont par ce fait complètement annihilés et les antagonistes ont beau jeu. Il en résulte qu'au cours même du traitement on peut voir se produire des déviations fâcheuses en divers sens, déviations contre lesquelles on est bien moins armé que partout ailleurs, à cause de la brièveté du segment inférieur de l'articulation et de la puissance de certains muscles.

Ce sont là des conditions évidemment défavorables pour la

résection tibio-tarsienne; il importera d'en tenir compte pour apprécier convenablement ses résultats éloignés.

Si nous laissons pour le moment de côté les récidives, nous devons reconnaître à l'opération deux terminaisons possibles : l'ankylose ou la pseudarthrose.

L'ankylose paraît *à priori* devoir être ici la terminaison la plus sûre, si l'on se rappelle ce que nous avons dit des conditions de solidité du pied à l'état normal, parce qu'elle seule semble capable de transmettre sans déviations possibles le poids du corps à la plante. Or les mouvements de flexion et d'extension du pied se passent dans l'articulation tibio-tarsienne : l'ankylose supprimant cette dernière, que deviennent les mouvements? Pour élucider ce point, M. Nodet s'est livré à des expériences desquelles il conclut que ces mouvements sont définitivement abolis, et qu'il en résulte une gêne extrême pour la marche. Il cite à l'appui de cette conclusion une observation que Broca a présentée à la Société de chirurgie en 1868, à propos d'une de ses opérées; celle-ci ne pouvait faire cinquante pas sans se reposer tant la fatigue était extrême. « Dans la marche, nous dit M. Nodet (1), la jambe réséquée ne pouvant prolonger son mouvement dans le sens antéro-postérieur, la jambe saine ne peut la dépasser et est obligée de rester derrière ou tout au plus de s'appuyer à son niveau. La force due à la vitesse acquise ne peut être utilisée; chaque pas coûte à la malade un nouvel effort aussi considérable que celui du départ : aussi la fatigue arrive très promptement. Une autre cause de cette fatigue si promptement excessive et localisée exclusivement dans les lombes, réside dans les mouvements de rotation du bassin que la malade exécute pour augmenter la longueur de son pas. » En résumé, d'après M. Nodet, un pied ankylosé dans son articulation tibio-tarsienne peut bien être projeté en avant de l'autre pour se poser sur le sol, mais il ne peut pas rester en arrière, et la marche se compose surtout de demi-pas qui exigent chacun une dépense musculaire anormale. Le fait sur lequel s'appuie cet auteur est incontestable, mais on peut lui

(1) Thèse de Paris, 1869, n° 57.

opposer d'autres faits contradictoires, et en grand nombre. Il est incontestable en effet, pour beaucoup d'auteurs, que l'ankylose tibio-tarsienne ne nuit pas à la marche d'une façon constante. « Quand on obtient l'ankylose, dit M. Spillmann, le résultat fonctionnel est toujours excellent. Il suffit pour le démontrer de rappeler les observations dans lesquelles l'ankylose est complète et la marche facile. L'ankylose ne saurait avoir d'inconvénient sérieux quand elle atteint une articulation qui peut être si facilement suppléée par celle des os voisins. J'ai trouvé à cet égard, dans Schitzinger, un fait très instructif : ce chirurgien, en faisant l'autopsie d'un cadavre, rencontra par hasard une ankylose de l'articulation tibio-tarsienne. Allant aux renseignements, il apprit que cet homme avait éprouvé une fracture plusieurs années auparavant, mais que jamais on n'avait remarqué la moindre gêne dans la marche (1). » M. Poinsot n'est pas moins explicite : « Quoi qu'en ait dit M. Nodet, l'ankylose tibio-tarsienne, même à la suite de la résection, n'exclut pas toujours une certaine mobilité dans le sens antéro-postérieur. Nous croyons aussi que cette mobilité peut exister sans que la totalité de l'astragale ait été enlevée, et qu'elle a alors bien réellement pour siège les articulations médio-tarsiennes normales. Chez un de nos opérés, que nous avons revu longtemps après l'opération, alors que le pied avait pris une forme presque normale, nous avons constaté, bien évidemment, des mouvements de l'avant-pied, l'articulation du cou-de-pied restant absolument immobile. Jusqu'à preuve du contraire, nous pensons que ces mouvements avaient pour siège les articulations moyennes du tarse (2). »

Ce que l'on constate dans la plupart des observations où l'ankylose tibio-tarsienne est notée, c'est une augmentation de la circonférence du cou-de-pied par la formation de stalactites osseuses, et par conséquent un élargissement des surfaces par lesquelles les os se sont soudés. Y a-t-il toujours fusion véritable dans ces cas ? C'est ce qu'il est impossible de

(1) Spillmann, *Arch. gén. de méd.*, 1869, p. 168.
(2) Poinsot, Luxations compliquées du cou-de-pied. Paris, 1877.

dire, vu l'absence d'examens anatomiques; il est probable
même que, dans certaines circonstances, il n'y a qu'ankylose
fibreuse extrêmement serrée; mais alors l'engrènement irré-
gulier des productions osseuses s'oppose, conjointement avec
la brièveté des trousseaux fibreux interosseux, à tout glissement des surfaces en contact.

M. Nodet était parti de ses expériences pour considérer
l'ankylose comme un résultat éminemment fâcheux, et pour
recommander l'emploi de la méthode sous-périostée, afin
d'obtenir une pseudarthrose utile. L'examen des faits donne
tort à sa première conclusion; la seconde est, au contraire,
tout à fait rationnelle, mais non pas peut-être dans le but
qu'il se propose d'atteindre. Nous avons vu, en effet, que la
méthode sous-périostée est une arme à deux tranchants : en
favorisant la formation d'os, elle conduit plus sûrement que
toute autre à l'ankylose; par contre, en ménageant l'appareil
ligamenteux des articulations, elle permet d'espérer des
néarthroses solides, et nous savons que le secret de son mécanisme, c'est l'immobilisation dans le premier cas, la mobilisation hâtive dans le second. Or, si elle nous paraît avoir ici
une haute valeur, c'est par la sûreté avec laquelle elle détermine l'ankylose osseuse ou l'ankylose fibreuse rigide.

Nous serions peut-être du même avis que M. Nodet, si
l'on était toujours certain d'obtenir une pseudarthrose im-
muable par l'emploi de la méthode sous-périostée ; mais,
malheureusement, c'est là le point délicat de la question, et
c'est ici qu'intervient la question des résections partielles.

Sans doute on a pu observer à la jambe de remarquables
succès de la méthode sous-périostée au point de vue de la
régénération osseuse. M. Pamard a rapporté, dans ces dernières années, à la Société de chirurgie (1), deux exemples
frappants de sa puissance; il a pu enlever l'extrémité inférieure du tibia sur une longueur de quatorze centimètres et
demi dans un cas, de presque vingt centimètres dans l'autre,
et assister chaque fois à une régénération complète de l'os.
L'un de ses opérés avait quarante et un ans et l'autre trente-

(1) Société de chirurgie, avril 1879 et mars 1880.

deux ; a reconstitution fut plus rapide chez .ce dernier, en raison de son âge ; mais il convient d'ajouter que, dans ces deux faits, le périoste était préparé de longue date à faire de l'os par une inflammation antérieure ; c'est donc encore une vérification de la loi générale.

Ce serait, toutefois, se faire une grande illusion que de croire qu'il en sera toujours ainsi, même dans les cas où le périoste est enflammé, à plus forte raison s'il ne l'est pas. M. Ollier conseille de rapprocher toujours le pied du tibia, surtout quand les malades ont passé l'âge des régénérations osseuses ; c'était l'opinion de Roux, qui conseillait, dès 1820, de sectionner aussi le péroné dans les cas où le tibia seul était malade. C'est aussi celle de la plupart des chirurgiens de nos jours, lorsqu'il s'agit des luxations compliquées qui nécessitent la résection.

Il faut donc tenir compte, pour apprécier le résultat ultérieur, des portions d'os qui ont été enlevées. Les résections totales où les os de la jambe ont été sectionnés au même niveau conduisent facilement à l'ankylose en bonne position, ou même à une pseudarthrose assez serrée et assez solide pour être utile ; bon nombre d'observations le démontrent ; mais les résections portant exclusivement sur le tibia ou sur le péroné, non seulement s'opposent à l'ankylose quand il n'y a pas régénération d'os, mais exposent presque fatalement à des pseudarthroses en mauvaise position. Ces déviations se produisent quelquefois au cours du traitement ; d'autres fois elles ne s'affirment que peu à peu, quand le malade commence à utiliser son membre. Il en est surtout ainsi quand il s'agit d'ablations un peu étendues du tibia ; la rétraction cicatricielle d'une part, les tractions musculaires et le poids du corps d'autre part, déterminent graduellement un renversement du pied en varus accidentel très accusé et incompatible avec la marche. « Ce n'est que dans les cas où la résection a porté sur une très faible étendue d'os, ce n'est que lorsqu'on a pratiqué l'ablation d'un séquestre plutôt qu'une véritable résection, qu'on peut se croire à l'abri des déviations consécutives. Mais dans les conditions opposées, on les voit fatalement survenir. Personne ne compte plus, pour combler le vide produit par la résection, si ce n'est chez les enfants, sur des reproductions osseuses périostales étendues; personne ne voit plus, dans le péroné, une attelle suffisante pour transmettre au pied le poids du corps. Tout ce que peut faire le péroné, c'est de se luxer un peu dans son articulation supérieure, et de diminuer par le fait, et quelque peu seulement, l'intervalle qui sépare le tibia du pied (1). »

Nous ne pouvons que souscrire à ces conclusions et rejeter, sauf peut-être pour les cas analogues à ceux de M. Pamard, cités plus haut, les résections étendues du tibia seul.

Il n'en est plus de même pour la résection isolée du péroné; elle expose également à des déviations, mais moins souvent que la précédente, et dans tous les cas elle ne s'oppose pas à l'obtention d'une ankylose en bonne position, ce que l'on doit alors rechercher.

« C'est pour ne pas s'être assez inspirés de ces règles que nombre de chirurgiens sont allés d'eux-mêmes au-devant d'insuccès inévitables. » (Delorme.)

Dans ces derniers temps, M. Verneuil a insisté sur une autre cause de déviations qui n'a rien de spécial ici, mais qui s'y présente fréquemment. Nous avons déjà fait remarquer que l'ablation des malléoles et de leurs ligaments laissait le pied à la merci des actions musculaires, à cause des changements que la résection introduit dans la mécanique du pied; tel muscle dont le bras de levier a été modifié par les nouveaux rapports des os, exerce par là même une traction plus ou moins grande qu'auparavant, il l'emporte sur ses antagonistes ou se laisse vaincre par eux: or il arrive fréquemment, lors des luxations et fractures compliquées, lors des plaies par armes à feu, que certains tendons ont été coupés ou déchirés complètement; le chirurgien ne peut plus alors compter sur la méthode sous-périostée seule pour maintenir les rapports exacts du pied replacé en bonne position, car alors il n'y a plus d'équilibre possible entre les trac-

---

(1) Delorme, *Dcit. de méd. et de chir. pratiques*, art. *Pied*, p. 846.

tions musculaires; il se fait des déviations au cours même du traitement, elles ne font que s'accentuer dans la suite. Aussi M. Verneuil pense-t-il qu'il est préférable de rechercher une ankylose, et il propose, pour éviter les .déviations du pied pendant la cicatrisation, « de sectionner les muscles antagonistes quand un des groupes musculaires aura été détruit par le traumatisme (1). » L'an dernier, revenant sur ce sujet à propos d'une communication de M. Nepveu, M. Verneuil précise ce point de pratique (2). « J'avais cru être le premier à poser le principe de la suppression des tendons abducteurs et adducteurs du pied, mais déjà Lisfranc l'avait émis; je suis donc encore plus autorisé à le défendre; souvent d'ailleurs les tendons sont rompus, lésés par le traumatisme.

En général je résèque 4 centimètres de tendons des péroniers et des jambiers après avoir fait de chaque côté une incision verticale.

Dans plusieurs cas, j'ai éprouvé de la difficulté à maintenir le pied à cause de l'action des péroniers. Chez un homme auquel j'avais fait l'ablation de l'astragale, et qui, traité par le pansement ouaté, avait bien guéri, le pied était en rotation permanente par suite de l'action des péroniers.

Dans un autre cas semblable, j'ai encore laissé les tendons et il en est résulté une subluxation ; aussi ai-je adopté le principe de sacrifier les tendons, même sains. Les faits qui vous sont présentés aujourd'hui montrent que le résultat obtenu par cette pratique est bon et que le pied pose bien sur le sol. »

C'est aussi dans le but de prévenir ces déviations fâcheuses que M. Polaillon a imaginé un procédé de résection qui trouve son application dans certains cas de fractures compliquées de jambe, sans luxation de l'extrémité inférieure du péroné, et qui « permet de conserver les tendons sans qu'il en résulte une déviation du pied.

Chez un homme qui, à la suite d'une fracture de jambe,

(1) Verneuil, Soc. de chirurgie, octobre 1878, p. 697.
(2) Verneuil, Soc. de chirurgie, janvier 1882, p. 64.

avait une déviation du pied en dehors, je fis la résection tibio-tarsienne, et je pensai à conserver la malléole externe comme devant servir de soutien au cou-de-pied.

Je fis une incision sur le péroné, je décollai le périoste et je sectionnai le péroné avec le ciseau. Par une seconde incision faite sur la face interne de la jambe, je décollai le périoste autour de l'extrémité inférieure du tibia, puis, les ligaments étant détruits, je luxai le pied en dehors, sans avoir atteint les tendons. Il est alors facile de sectionner les deux os. L'astragale fut réséqué.

Le périoste ayant été conservé, et les deux fragments du péroné se rejoignant, on avait donc une fracture simple du péroné..... Les deux fragments du péroné se soudèrent et le pied resta droit, soutenu en dehors par la malléole externe.....

Ce procédé est donc avantageux quand les tendons n'ont pas été lésés par le traumatisme (1). »

Nous pourrions citer plusieurs observations où cette conservation de la malléole externe eut un bon résultat pour la direction du pied, mais il est inutile de prolonger outre mesure cette discussion.

En somme, deux points principaux ressortent de l'étude à laquelle nous venons de nous livrer :

1° L'ankylose est considérée par tous les chirurgiens ou à peu près comme un résultat favorable de la résection tibio-tarsienne quand on a pu l'obtenir en bonne position; il est certaines pratiques capables de favoriser et d'assurer cette terminaison.

2° La pseudarthrose n'est généralement pas recherchée à cause des déviations secondaires qui peuvent modifier le résultat primitif; toutefois, ces déviations peuvent dans certains cas résulter d'imperfections dans les procédés opératoires ; c'est dire qu'elles ne doivent pas être mises au passif du principe de l'opération.

Maintenant que nous avons passé en revue les résultats fonctionnels possibles de la résection tibio-tarsienne et les

(1) Soc. de chirurgie, janvier 1882, p. 65.

modifications qu'ils peuvent subir dans la suite, étudions séparément les points particuliers aux trois principales catégories de faits qui réclament cette opération. Ce que nous avons dit nous permettra d'être bref.

I. *Résection motivée par des luxations ou des fractures compliquées.* — Des travaux très importants ont été entrepris afin d'établir la valeur de la résection dans cette catégorie de lésions ; on a produit un grand nombre de faits, les observations ont été analysées avec soin et le tant pour cent de succès précisé, non pas seulement pour affirmer l'excellence de l'opération quant à la conservation de l'existence, mais aussi quant au résultat fonctionnel. Ces deux points ont été parfaitement mis en lumière par M. Spillmann en 1869 et par M. Poinsot en 1877 dans des mémoires auxquels nous avons déjà fait allusion.

Nous ne les suivrons pas sur la question du résultat immédiat qui ne nous regarde pas, et nous n'établirons pas non plus de comparaison, au point de vue du résultat éloigné, entre les diverses méthodes de traitement applicables aux lésions qui nous occupent, à savoir entre l'amputation, la réduction et la résection. La comparaison du reste ne pourrait guère s'établir qu'entre ces deux dernières, puisqu'elles seules tentent la conservation du membre ; mais elle risquerait de porter sur des faits très disparates, car, s'il y a des cas dans lesquels on peut hésiter entre l'une ou l'autre de ces deux pratiques, il en est beaucoup où la résection s'impose au chirurgien qui ne veut pas amputer, parce que la réduction est impossible ou bien ne peut être maintenue. Nous nous en tiendrons donc aux résultats de la résection.

Or, si l'on parcourt les observations recueillies par les auteurs que nous venons de citer, on s'aperçoit que beaucoup d'entre elles ne mentionnent les résultats qu'au moment même de la guérison des plaies, au moment où le malade commence à marcher. Il est donc impossible d'accepter comme absolument vraies les conclusions qu'on en tire ; on doit penser que, dans quelques cas au moins, une observation plus longtemps continuée aurait permis de constater certaines de ces déviations dont nous avons parlé. Comment se fait-il,

en effet, que, sur les soixante-cinq succès relevés par M. Poinsot, on ne constate qu'une fois cet accident, tandis que, sur
les six résections tibio-tarsiennes auxquelles M. Verneuil faisait allusion à la Société de chirurgie, en 1878, les seules
qu'il ait pratiquées jusqu'alors, on note trois fois des déviations notables (1)? Divers membres de la Société de chirurgie
ont aussi apporté des faits analogues, et les procédés imaginés
pour lutter contre ces modifications fâcheuses du pied, la
presque unanimité des chirurgiens à rechercher l'ankylose,
prouvent bien la nécessité de faire des réserves. Tous les faits
ne sont pas publiés, tous ceux qui le sont ne peuvent pas
toujours être considérés comme des succès définitifs.

Cela dit, il faut reconnaître que, dans les cas qui nous occupent, la résection conduit souvent à d'excellents résultats
fonctionnels : nous pourrions en produire un bon nombre
d'observations, mais il nous suffira de citer les lignes suivantes qui résument les tableaux de M. Poinsot.

« Sur quarante et un faits où le malade est suivi jusqu'à
son entier rétablissement, il n'y a pas un seul insuccès. On ne
peut considérer en effet comme tel le fait d'Ollier, où persis-
tait une légère déviation du pied en dehors que corrigeait un
appareil prothétique : la marche était en somme absolument
facile. Le secours de la prothèse fut également utile, au
moins pour les premiers temps qui suivirent l'opération, au
malade de Broca. Pour les autres faits, le succès est incontestable et complet. Un malade guérit sans conserver, de son
opération et de la blessure grave qui l'a nécessitée, qu'une
claudication légère. Dans une observation de Flour, le malade
fait plusieurs lieues à pied avec une charge de bois sur le dos;
les six opérés de Taylor reprennent leurs pénibles travaux de
mineurs; la jeune fille de Josse et Ladent saute et danse
comme ses compagnes; le cocher de G. Hicks monte sur son
siège et en descend avec la plus grande facilité; l'opéré de
G. Cooper marche aussi librement qu'avant; l'opéré de Ha-
milton, qui était matelot, peut retourner à la mer; celui de
Richet peut appuyer fortement le pied sur le sol; l'opéré de

(1) Soc. de chirurgie. octobre 1878, p. 695.

Merz travaille à une mine de houille, située sur une mon-
tagne, qu'il gravit et descend sans appui; l'opérée de Rigaud
se sert très activement de son membre; celui d'Oré, qui était
capitaine de navire, part au bout d'un an, fait naufrage et est
assez libre de ses mouvements pour se sauver quand la plus
grande partie de son équipage périt. Un de mes malades
marchait facilement sans secours ; il se met apprenti chape-
lier, profession qui exige de rester presque complètement
debout. On le voit, comme le dit M. Spillmann, de toutes
les résections, celle que nous étudions en ce moment donne
peut-être les résultats les plus beaux. »

Ce qu'il y a de très particulier à la résection tibio-tarsienne,
c'est qu'à l'encontre de toutes les autres, elle donne des succès à tous les âges ; les opérés sont, du reste, le plus souvent
des adultes, quelquefois des vieillards. M. le professeur
Gross, de Nancy, nous a communiqué l'observation d'un de ses
réséqués, ancien militaire à chevrons, qui avait 50 ans et avec
cela de sérieuses habitudes alcooliques : cet individu était
tombé d'une hauteur de deux mètres sur ses pieds, sans trop
savoir comment, et s'était fait une luxation tibio-tarsienne
compliquée de plaie, avec arrachement de la malléole interne,
saillie du tibia à travers les téguments et fracture comminutive du péroné à son extrémité inférieure. — Résection du
tibia sur une hauteur de quatre centimètres et du péroné dans
une étendue de cinq à six centimètres mesurés de la pointe
de la malléole externe; drainage, pansement de Lister.
L'opération, faite le 28 septembre 1877, fut suivie d'une suppuration assez abondante : des lambeaux de tendons et de
tissu cellulaire mortifié s'éliminèrent peu à peu, puis le bour-
geonnement se fit, les plaies se comblèrent ; au 30 octobre,
on fut obligé de faire l'ouverture d'un abcès sur le dos du
tarse, mais, au 25 novembre, la cicatrisation était complète.
Un an après, l'opéré était présenté à la Société de médecine
de Nancy. « Nous avons revu le malade en 1880, nous dit
M. Gross; il a dû être réformé du corps des sapeurs-pompiers
à cause du raccourcissement du membre, mais il a pu reprendre son travail. » Or, le malade était couvreur. C'est là
un bel exemple de succès fonctionnel chez un individu déjà

âgé; M. Poinsot en cite de plus âgés encore, entre autres un qui avait 73 ans.

En résumé, la résection tibio-tarsienne appliquée au traitement des fractures et luxations compliquées du cou-de-pied donne des résultats satisfaisants, soit par l'ankylose, soit par la pseudarthrose : seulement, tandis que l'ankylose en bonne position est un acquis définitif, la pseudarthrose, au contraire, est sujette à des déviations ultérieures qui lui enlèvent beaucoup de sa valeur, et il nous paraît qu'on peut appliquer à cette opération les préceptes établis pour le genou par M. Ollier : rechercher l'ankylose, mais se mettre dans les meilleures conditions pour avoir une néarthrose solide au cas où l'ankylose ne surviendrait pas.

II. *Résection dans les cas de plaies par armes à feu.* — Il y a ici de grandes divergences d'opinions. Nous laissons de côté celle des Américains : ils n'ont eu que des morts avec leurs résections tibio-tarsiennes ; il n'y a donc pas place chez eux pour les résultats éloignés. En Europe, dans les diverses guerres de ce siècle, il y a eu des résultats divers au point de vue de la mortalité. Certains chirurgiens, comme Langenbeck, ayant observé une proportion de guérisons relative-ment satisfaisante, préconisent la résection ; d'autres, Stromeyer, par exemple, la repoussent, parce qu'ils ont été moins heureux.

« J'ignore encore, dit Neudorfer, pourquoi beaucoup de chirurgiens sont si ennemis de cette résection, alors qu'elle peut présenter des résultats encore meilleurs que celle du coude. »

Gurlt a rassemblé 55 observations dans sa statistique. Sur ce nombre, il n'y en a que huit ou 14,54 0/0 qui soient considérées comme de très bons résultats, et par là il entend les cas dans lesquels le pied est ankylosé en bonne position, sans déviation des orteils.

Au second rang, figurent, sous l'étiquette bons résultats, 21 réséqués, soit 38,18 0/0, chez lesquels il y a bien ankylose en bonne position, mais en même temps claudication plus accentuée, marche plus traînante, parfois nécessité de porter une bottine renforcée par des attelles ou une canne. Il serait

plus juste, comme le dit M. Delorme, de regarder comme
passables ces prétendus bons résultats.

28 opérés, soit 41,82 0/0, restent dans les dernières catégories ; ils ont des pieds déviés en talus ou en varus équin plus ou
moins accentué, avec orteils déformés, rendant la marche
très pénible et très peu sûre ; ils sont obligés de prendre deux
cannes pour marcher, ou bien ne peuvent que se servir de
béquilles.

En résumé, il n'y a en réalité de satisfaisants que les huit
faits de la première catégorie, et il est incontestable que l'amputation aurait donné de meilleurs résultats au point de vue
fonctionnel. M. Spillmann, après avoir résumé les observations recueillies par le Dr Kratz, s'exprime ainsi : « Voilà,
certes, de bien tristes résultats ; la plus mauvaise des jambes
de bois est bien supérieure à un pied ainsi conservé ; ils con-
firment l'opinion que la résection tibio-tarsienne ne doit pas
être une opération de chirurgie d'armée, si ce n'est à une
époque très tardive, où la résection devient pathologique. Ils
sont d'autant plus remarquables que la résection tibio-tarsienne
traumatique, en dehors des blessures faites par projectiles de
guerre, assure généralement un emploi utile du membre conservé (1). »

Et cependant, comme le fait remarquer M. E. Delorme, à
part cinq opérations, toutes celles de la statistique de Gurlt
étaient des résections secondaires et avaient été pratiquées
pour la plupart par un chirurgien éminent, de Langenbeck
lui-même.

Langenbeck préconise en effet cette opération, non pas
dans tous les cas, mais dans ceux où l'amputation paraît
imminente ; ce qu'il recherche en la pratiquant, ce n'est pas
la formation d'une articulation mobile, mais bien l'ankylose
en bonne position, sans équinisme, car quand il y a équinisme, le blessé est obligé de marcher en fauchant, pour ne
pas heurter le sol avec le bout de son pied. Il donne la préférence à la résection secondaire, et il fait remarquer que,
dans ces cas, la reproduction osseuse est assez considérable

____

(1) Art. *Résection* du *Dict. encycl.*, p. 472.

pour amener la restitution de la forme du pied. Il croit que la membrane interosseuse joue un rôle ostéogène et il la conserve toujours (1).

Pour lui, si les résultats des résections tibio-tarsiennes dans la dernière guerre n'ont pas été heureux, d'une façon générale, cela tient à ce que dans la grande majorité des cas le pied a été mis dans une mauvaise position, à ce que le transport des blessés au loin n'a pas permis une complète immobilisation. Il cite du reste sept observations dans lesquelles il a obtenu un fonctionnement parfait du pied.

Il note dans presque toutes des raccourcissements peu considérables, deux centimètres environ, même quand il y avait eu de grandes longueurs d'os enlevées. Chez ses opérés, ce raccourcissement était compensé par une inclinaison du bassin, et il n'était pas nécessaire d'employer des chaussures spéciales.

Se basant sur les propriétés spéciales du périoste que l'inflammation traumatique a réveillées, il ne craint pas de réséquer le tibia seul, même dans une assez grande étendue quand le péroné est encore intact; il cite un de ses opérés de 1864 (obs. 45), auquel il avait enlevé onze centimètres du tibia brisé en plusieurs fragments, sans toucher au péroné ni à l'astragale; en 1867 ce malade put faire un voyage à pied en Suisse et dans le nord de l'Italie : il n'y avait que trois centimètres de raccourcissement, et, grâce à l'inclinaison du bassin, la marche paraissait normale.

Neudorfer, partisan de la résection tibio-tarsienne pour coups de feu, a relaté (2) deux observations également heureuses; son premier opéré, blessé à Solférino par une balle qui lui fracassa les deux malléoles, paraissait devoir être traité par l'amputation : « Je résolus la résection, dit l'auteur, me réservant toujours, en cas d'insuccès, de faire l'opération de Pirogoff ou l'amputation sous-malléolaire. Je me frayai un chemin jusqu'à l'articulation avec le marteau et le ciseau à travers les ostéophytes; je séparai celles de ces excroissances qui empêchaient le mouvement de l'articulation; je

(1) *Archiv f. klin. Chirurgie*, 1874.
(2) *Wiener med. Presse*, 1871.

polis autant que je pus avec le ciseau celles qui occupaient le haut du cou-de-pied, je mis ensuite le pied à angle droit et j'appliquai un appareil plâtré fenêtré. Je fis cette opération contrairement à l'avis de collègues plus âgés ; l'on blâma hautement ma barbarie. Heureusement pour moi l'opéré guérit rapidement et eut un membre utile. En janvier 1863, je présentais le malade dans une réunion médicale : l'examen fut si favorable qu'on hésita à reconnaître que l'articulation avait été réséquée. Le malade marche sans canne, ne boite pas, peut se tenir debout et marcher des heures entières ; à un examen superficiel on croit que l'articulation possède tout son mouvement, mais, en y regardant de plus près, on voit que la tibio-tarsienne est peu mobile, et qu'il y a dans les diverses articulations du tarse une laxité compensatrice plus considérable qu'à l'état normal. »

Le second cas cité par Neudorfer se rapporte à un soldat mexicain qui fut réséqué vingt et un jours après la blessure. Pour se rapatrier après sa guérison, il put faire à pied le voyage de Puebla à la Vera-Cruz ; à son retour à Vienne, il se présenta à son chirurgien « le pied dévié vers l'extérieur et ankylosé dans cette position, mais sans préjudice pour son travail. »

Ainsi donc, la résection peut donner de bons résultats dans les blessures de guerre de l'articulation tibio-tarsienne, malgré le genre du traumatisme ; mais c'est surtout dans les cas de résection secondaire que l'on peut espérer le succès, parce qu'alors l'ankylose et la régénération des os sont à peu près certaines. En dehors de ces conditions, l'opération expose à des raccourcissements considérables et à des pseudarthroses, plus fâcheuses par les déviations auxquelles elles conduisent presque fatalement que par une laxité trop considérable : on n'aurait en effet jamais observé la pseudarthrose flottante.

La grande proportion des insuccès tiendrait donc surtout aux conditions défectueuses de la chirurgie d'armée ; nous avons déjà trouvé cette pierre d'achoppement indiquée maintes fois, et nous avons aussi fait observer qu'un jour peut-être l'emploi de la méthode antiseptique permettrait, en reculant le moment de l'opération, de faire les résections d'une façon plus conforme aux données de la science et plus profitable pour le résulat fonctionnel. Nous ne pouvons que le répéter ici.

Nous ne croyons pas cependant que l'on arrive jamais à obtenir des résultats aussi généralement bons après les blessures par armes à feu qu'après les luxations et les fractures compliquées de la pratique civile, et cela à cause des lésions nerveuses qui sont plus fréquentes dans le premier cas que dans le second. Il y aura toujours de ce fait des opérés qui présenteront des troubles trophiques particuliers, des atrophies musculaires, des douleurs, des contractures, etc., toutes choses qui se présenteront également dans les cas où l'on aura tenté la conservation pure et simple de l'articulation blessée.

En résumé, malgré les nombreux insuccès qu'a pu donner ici la résection, il nous semble nécessaire de ne pas porter sur elle et sans appel un jugement défavorable.

III. *Résections pathologiques*. — On peut répéter ici ce que nous avons dit du poignet : Les nombreuses articulations du tarse, les gaines synoviales qui entourent la région, rendent souvent incertains le point de départ et l'étendue de la lésion quand il s'agit de tumeurs blanches. Il a pu arriver, par conséquent, que les chirurgiens n'ont pas toujours fait des opérations radicales et se sont par là exposés aux récidives.

Nous ne discuterons plus la question des résultats fonctionnels : ici, comme dans les autres circonstances, c'est l'ankylose ou la pseudarthrose qui sont les terminaisons de l'opération, et elles sont passibles des observations que nous avons déjà faites. Nous dirons seulement que la résection de la malléole externe seule avec ou sans une partie de la diaphyse péronéale a pu être exécutée sans que l'usage du membre soit notablement compromis ; les surfaces articulaires tibio-astragaliennes ne s'étant soudées que par des brides lâches et extensibles. Cette terminaison s'obtient peut-être plus facilement aujourd'hui qu'autrefois à cause de l'emploi du pansement de Lister.

Ce n'est du reste pas en se plaçant au point de vue fonctionnel qu'on a suspecté la valeur de la résection tibio-tarsienne ; la principale objection à lui opposer, c'est la fréquence des récidives qui est réelle; et quand nous disons récidives, nous parlons surtout de ces cas dans lesquels il n'y a pas eu réellement guérison; c'est plutôt continuation de la maladie qu'il faudrait dire. Sur 37 résections pathologiques proprement dites de la statistique de M. Spillmann dans lesquelles le tibia avait été intéressé, il reste, défalcation faite des morts dues à l'opération, 30 opérés dont 22 sont guéris définitivement de l'affection locale; dans les 8 autres cas il y a continuation de la maladie. Sur 22 résections du péroné seul, on ne constate qu'une récidive, mais il y a quelques doutes qui planent sur deux ou trois autres observations.

En somme, quand tous les os qui composent l'articulation sont malades, les chances de récidives sont assez considérables. Les raisons en sont les mêmes qu'au poignet, mais il y a ici une différence capitale : tandis qu'on a pu enlever tout le carpe, même une portion du métacarpe en conservant une main relativement utile, il serait impossible d'agir de la même façon au pied, car l'ablation du tarse serait fatalement suivie d'une impotence fonctionnelle complète.

Il y a donc des tumeurs blanches tibio-tarsiennes qui sont justiciables de la résection et d'autres qui la repoussent; quand les lésions sont bien limitées à l'articulation du cou-de-pied, la résection peut être aussi radicalement suppressive qu'en toute autre jointure, surtout si le tibia ou le péroné seuls sont malades : l'ablation isolée de l'extrémité inférieure de ces os peut être suivie d'une régénération osseuse suffisante, surtout chez les jeunes sujets, pour empêcher toute déviation ultérieure. Quand, au contraire, les lésions se sont étendues aux os du tarse, la résection risque de ne pas être complète et il vaut mieux recourir à l'amputation. Malheureusement, le diagnostic n'est pas toujours facile, ni les indications précises; toutes les fois qu'il y a des doutes sur ces points, les résultats de la résection deviennent fort aléatoires.

CONCLUSION

Nous ne reviendrons pas sur les conclusions particulières à chacun de nos chapitres ou paragraphes : il nous paraît inutile de les reproduire ; mais nous croyons pouvoir tirer de notre étude cette conclusion générale, que les résections des grandes articulations sont d'excellentes opérations, pourvu qu'elles soient entreprises à temps et convenablement exécutées.

Ce sont là les conditions essentielles du succès, aussi bien pour les résections traumatiques que pour les résections pathologiques.

Les résections traumatiques n'ont pas toujours rempli leur but. Tandis qu'on en a obtenu de remarquables succès dans la pratique civile, elles ont en revanche donné de nombreux insuccès dans la chirurgie de guerre, mais cela tient à l'abus des opérations primitives, à l'imperfection des procédés opératoires, à l'insuffisance des soins consécutifs plus encore qu'à la nature même des lésions. Les chirurgiens militaires seront aussi heureux que les autres quand ils pourront surmonter les obstacles matériels et se placer dans les conditions indiquées par l'expérience.

Les résections pathologiques ont une valeur thérapeutique locale incontestable : elles procurent de beaux résultats fonctionnels quand elles sont bien faites et elles abrègent la durée du traitement. Au membre supérieur elles sont généralement préférables à l'expectation, mais au membre inférieur leurs indications sont plus difficiles à poser, surtout chez les jeunes sujets, parce qu'elles peuvent déterminer un arrêt d'accroissement, et aussi parce que le meilleur résultat local que l'on puisse en attendre est en définitive l'ankylose.

Leur valeur thérapeutique générale est peut-être moins bien établie : elle est difficile à juger à cause de l'incertitude qui plane souvent sur la nature des lésions articulaires. Dans tous les cas, en abrégeant la maladie, en supprimant ainsi une cause d'affaiblissement, elles favorisent la reconstitution de la santé. Cette remarque s'applique à la tuberculose articulaire comme aux autres affections chroniques, mais il est impossible d'affirmer que la résection ait une puissance plus élevée, qu'elle suffise à préserver l'économie de nouvelles atteintes du vice tuberculeux.

TABLE DES MATIÈRES

Paris. — Imprimerie de Ch. Noblet, 13, rue Cujas. — 1883.

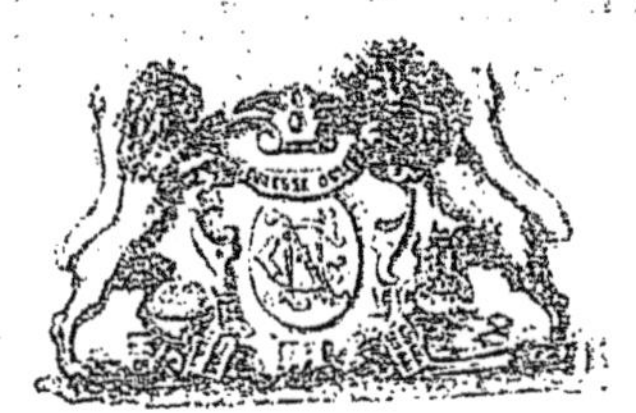